U0099538

滄海叢刊

生活健康

生活方式關連健康
健康基於合理生活

卜鍾元著

東大圖書公司印行

國立中央圖書館出版品預行編目資料

生活健康：生活方式關連健康：健康
基於合理生活／卜鍾元著.--初版.
--臺北市：東大出版：三民總經銷
，民80
面； 公分.--（滄海叢刊）
ISBN 957-19-1302-2（精裝）
ISBN 957-19-1303-0（平裝）

1.健康法
411 80000486

生活健康 生活方式關連健康 健康基於合理生活

著 者 卜鍾元
發行人 劉仲文
出版者 東大圖書股份有限公司
總經銷 三民書局股份有限公司
印刷所 東大圖書股份有限公司
地址／臺北市重慶南路一段
六十一號二樓
郵撥／〇一〇七一七五——〇號
初 版 中華民國八十年六月
編 號 E 85207①
基本定價 伍元壹角壹分
行政院新聞局登記證局版臺業字第〇一九七號

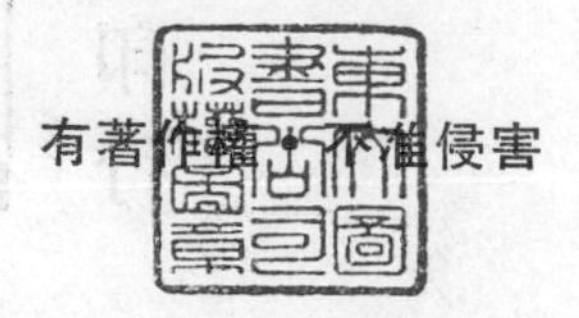

ISBN 957-19-1302-2（精裝）

生活健康 目次

——生活方式關連健康

——健康基於合理生活

第一章　生命的展開

第二章　光、氧、水——生命的根源

第五章　情緒與智能——生活要項之三

△兩個動力與潛力

△發展與成就的基礎

第六章　淨與息——生活要項之四

△身體的清理、整備

△生活安泰的必要條件

圖 表 索 引

第一章 生命的展開

〔一〕人類的出現

我們居住的這個行星——地球，形成至今約 50 億年，它有山峯、平原、河川、海洋，也有萬千奇異的花草樹木，眞是多彩多姿。但當初卻並非如此，經過約 10 億年的時間才形成了堅硬地殼，到30億年時，形成適宜條件，才出現生命體（蛋白質、單細胞）。在不斷的造山運動中海洋與陸地分開，到了 40 億年前後，在海洋中才有生物的發展。到了 45 億年時才進化出「三葉蟲」，大小約如手指，行動自如，它是「動物」的首屆代表。

爲了理解方便，試以人生的 50 年比喻地球 50 億年。於是我們看到最初生命的出現，生物的進化，比較緩慢，到了 45 歲才出現具有動物形象的蟲類。然後進化的節拍就加速起來，到了 49 歲時巨大的恐龍類在地上稱霸，到 49 歲末尾（卽 1 億年前）出現溫血動物如鳥類、哺乳類，這奇特的溫血機能才容許進化過程大步邁進，頭腦開始發展。等到 50 歲開始後各種各樣的動物分別進化發展，到了這年 8 月份終於出現類人猿的先驅，到 12 月半在非洲出現猿人先驅「南方古猿」（腦容量 $500cm^3$），會用兩後肢行走。到 12 月 25 日（卽距今約 150 萬年前）在歐亞非洲各地出現「直立人」或稱「猿人」，腦容量達(900±100)cm^3 左右，卽在 800～$1000cm^3$ 之間，會製造石器，會用火。

請注意：這時的人生 1 日相當於地球 30 萬年左右。

經冰河期的冷酷條件後，到 12 月 29 日出現的北京猿人表現出智慧的微光，到最後 1 天上午出現「智人」，腦容量約 1,400cm^3，可說是現代人的先驅。到下午終於出現「現代人」，腦容量爲 1,500cm^3，這是距今約 4 萬年前的事情。然後到了最後 1 小時，氣候適宜地區（如西方尼羅河及東方黃河流域），終於出現耕種技術，新的生產方式建立起「文明」，也建立了強大社會組織（國家），接著孔子等諸子百家展開漢文化，在西方有埃及、希臘文化，給人類開啟智慧的光芒。漢族在亞洲東方建立起光輝的農業文化王朝（漢代）時，在西方興起羅馬帝國，這已經是最後 10 分鐘了。到了最後 3 分鐘，歐洲的文藝復興運動推出蓬勃的政治經濟文化活動，向全球擴展，發現美洲新大陸，促起工業革命。到最後 1 分鐘，美國獨立，傳播政治民主、經濟自由，擴大了工業文明，開啟了現代科技文明之幕。

所以在這地球上，人類的出現時間太短，還太年青，在進化的根基上他剛剛站起，向後看值得驕傲，向前看正是前途無量，他發展了農業，又興起工業，轉瞬間又搞出科技文明。可慰的是，人類的智能早已準備妥當，具有無限潛能，發展前進。

請注意：智能顯然是人類文明的動力根源，對於個人的發展，也完全相同。

〔二〕嬰兒的誕生——邁過生物進化全程

個體的發生是一個非常奇異的轉變過程。一個人在早期是只有顯微鏡才能看到的球形卵，然後變成雙葉細胞，漸而成爲一個長滿瘤的寄生體，於是能像寄生物般從母體獲得營養與氧氣；然後變成一個小小動物，長出一條脊椎骨；一度有過腮的裂縫，就像一條魚；一度有過尾巴，而且一度爲稠密的毛所覆蓋，就像一個哺乳動物；最後長成一個十足現代人的雛形離開母體，誕生到這個世界上。這是個轉變與成長的精彩又諧調的表現。

事實上在將近 10 個月的胚胎期中，似在邁過 10 億年的生物進化過程，而在出生後仍在繼續進化發展的還有一部門：腦，尤其腦的上層——智能部分。前者是生物進化階段，後者是文化適應階段，你不感覺奇妙？

有一點重要事項應記取的是：在這邁過進化的漫長時間（10個月？也許 10 億年？）一直是在波動的溫水中生長，這就是今後一生的生活條件：人體細胞的新陳代謝在波動的水液中進行，體溫要維持在 37°C，才能順利生存。

請注意：這波動的水液與身體恒溫，是人體終生的原則，我們只能順應不能改變。這裏是合理生活的原點。

〔三〕 生命的條件

陽光普照，遍地草木，空中有鳥，水中有魚，而在地球形成早期，景象與今天卻完全不同：地面炎熱難當，上空濃雲密佈，生物無法生存。經億萬年月，溫度降低，濃雲變雨而降，積水形成海洋，陽光才開始到達地面，這才逐漸湊成有機物出現的條件，後來發展成爲微生物，當植物葉綠素奇跡地出現而能有效地分解空氣中的二氧化碳爲養料，就展開了生命的新天地，植物界繁茂興盛，這又是動物界的營養來源。

在波動的海洋中，微生物逐漸發展爲複合龐大的聚合體，經悠久年月和一連串進化過程，慢慢升高層次，終於出現了高級的生物。

當植物界光合作用把空氣中的二氧化碳分化，將碳原子留做營養原料，而將氧原子放回空氣，逐漸積聚空中氧含量之後，動物才有條件開始活躍，當氧含量達到20%左右時，腦部才有條件發展，腦對氧的需要顯然較高。

於是我們看到人類存活少不了諸多條件：水分、適當溫度、適度的氧、植物體（熱能及營養來源）。

溫血的機制開啟了腦部發展的可能性，當人類先驅從森林走向平原，手腳分工，利用木石器具，發明語言的時候，就是「人」的臨界點業已開始。

農業的興起與鐵器的發明，是人類「文明」的眞正開端。他們破天荒脫離了饑餓與寒冷的恐怖，漸漸接近舒適甚至豐裕的境界。

認知這些條件，適應這些條件，就是生存的智慧。

〔四〕人體的功能——生命的奧秘

1. 血流

人體組織的基本單位——細胞，通常是個卵形，血液像果汁滲入餐巾紙般滲入滲出細胞膜。每天每時每秒，永不間斷。

血液由心臟收縮擠壓送出，帶著營養和氧，經過血管的波動作用繼續前進，最後由微血管推擠像浪潮般沖激著每個細胞。滲入細胞的是動脈來的新鮮的氧和營養，滲出的血液携帶著二氧化碳（CO_2）等各樣的廢棄物，由靜脈送到腎及肺臟予以過濾、排除。

人體細胞，西方專家估算共有 75～100 兆，日本專家估算約爲 60 兆左右，約爲世界人口的 1 萬 5 千倍。爲了要將血液送達天文數字的每個細胞，血管的總長度是超出想像的，尤其毛細血管遍佈全身，共約有50億支，血液的重要功能——供應營養及氧，就靠它們完成。日本專家藉著特別設計及設備錄製了血流的錄影帶，看起來極像大城市的繁忙交通，經常擁擠，時常堵塞。

爲了輸送血液經過這麼長的路程，這麼多的微細管道，到底需要多少壓力？有人估算爲 18 萬磅（90噸），然而心臟的實際壓力僅有1磅左右，所以僅靠心臟壓力是不可能的。事實上血管本身微妙的收縮擴張——波動，才是不可缺少的力量，而各種血管的波動必需肌肉組織的協助才是可能的。可以想見經常不斷的活動——運動，乃是血液流通的必需條件。

2. 細胞的內部構造

細胞中間的細胞核是由蛋白質中的氨基酸（Amino acid）形成，這裏包含著遺傳基因及染色體。在細胞核周圍，有許多蛋白質單位，形成膠狀細胞質。

細胞當中有脂肪，葡萄糖及一些糖原澱粉，膽固醇和磷脂質（或稱蛋黃素），並有維生素及礦物質。另外還有一種東西，它像工蟻般忙碌工作不休的就是「酶」（又稱酵素）。

3. 酶

它是一切組織活動的主司者，例如呼吸、消化、循環、解毒以及排泄等生理作用，還有衰老細胞的換新等等，都缺不了它的存在。

人的體溫雖僅 37°C，卻能把食物燃燒變換爲能基（energy），就是酶的功勞。米和菜吃進後變爲身體成分，乃是蛋白合成酶的工作表現，筋肉曲伸都有酶的觸媒作用。

內臟及其他組織器官，是否工作運行正常，也要看酶是否工作正常。因此有人說：健康關鍵在於酶。

在啤酒酵母、豆醬、納豆中均有大量的酶，它在釀造過程中產生。其種類甚多，常見的卽有幾千。

4. 激素（又稱「賀爾蒙」）

甲狀腺分泌的激素，影響身體的工作能力，調節體溫，以便細胞做出最佳功能。胰分泌的胰島素調節血液中的糖分。腎上腺分泌的激素是緊張激動時的支持者，能動員戰鬪力量。腦下垂體似乎是所有內分泌系統的總管，它可藉著幾種激素影響全身。

〔五〕生命的維護——合理的生活

今天科學已經開始改造蛋白質及遺傳因子，換言之，人類已能進入生命的奧秘中。

以今天的知識來看，我們差不多對自己及子女的健康可以有所作爲了。藉著科學的知識，靠著合理的生活來加意維護這唯一僅有的生命。

現代醫學發現了細菌、霉菌、病毒之後，又發明疫苗、抗生素等，解除了人類諸多威脅。但仍有非微生物帶來的痲煩，難以用傳統方法解決。爲了解釋這些情況，「遺傳」、「體質」的想法頗爲盛行，實際上它們的根據多爲「想當然」而已。許多以爲遺傳導致的疾病，經仔細分析後可以發現與生活方式關連更多。不少以爲體質的因素經改變生活方式後，體質也變了。

既然我們對於健康與疾病了解的愈來愈多，就應該尋求途徑及可能性。

近年「預防」疾病的想法，已漸普遍，是一大進步。醫藥及健康刊物甚至一般報刊，都常見介紹各種疾病的症狀及防治方法。有人看到那許多症狀後感覺自己也有同樣症狀，因而心情不安。有人看到那許多防治方法，感覺防不勝防，由「無力感」而泄氣。

我們認爲：預防疾病不該是對於個別疾病的預防，這是消極的，而且疾病不勝枚舉，故欲預防實在防不勝防。積極的而且可行的方法是：維護身體健康減少生病機會。

人類能在長久的進化過程中佔優領先，絕不是憑空僥幸而來。我們除了智能與情緒超越外，在體能也具有強靭的調節、適應、抵抗、修補能力。不要傷害這些能力，而協調它們。不論你是少年、青年、中年或高年，都可能辦到，儘可抱持信心，勿須遲疑猶豫。

如果你肯思考健康，維護健康，你就會獲得健康。因爲大部分疾病都是生活方式的累積後果。

聯合國的「世界健康組織」宣告：「健康乃是身體、心智及社交上，完好狀況；而不是僅僅沒有病症和疾患而已。」

該組織的專家解釋說：「有些健康的傷損可以復原，但是預防疾病會更好。如果能從預防疾病傷害再進一步，走向促進健康的方向，那就最好。這樣就會讓這一代人比上一代更健康幸福。」

這個「促進健康」的想法，正符合我們的意念。它是全新卻不怪異，它是篤實而不玄妙。

美國心理學家浩爾寫了一首小詩：

播下思考的種子，收穫行動；

播下行動的種子，收穫習慣；

播下習慣的種子，收穫性格；

播下性格的種子，收穫命運。

膽敢改造命運還是人類第一遭，這有點像美國精神的象徵，不，也許該說：像是現代文明的寫照。

願你也敢思考！行動！經由習慣、性格，獲致好運！

附：本書年齡分組

生命歷程（成長⟶成熟）——是單向的，不可逆的，但是生活內容卻人人不同，隨著年齡增高，每個人在各年代又有所改變。

隨著年齡升高，行爲自由亦遞增，怎樣把握利用這個資產？抑或孤寂無聊任年華過逝？

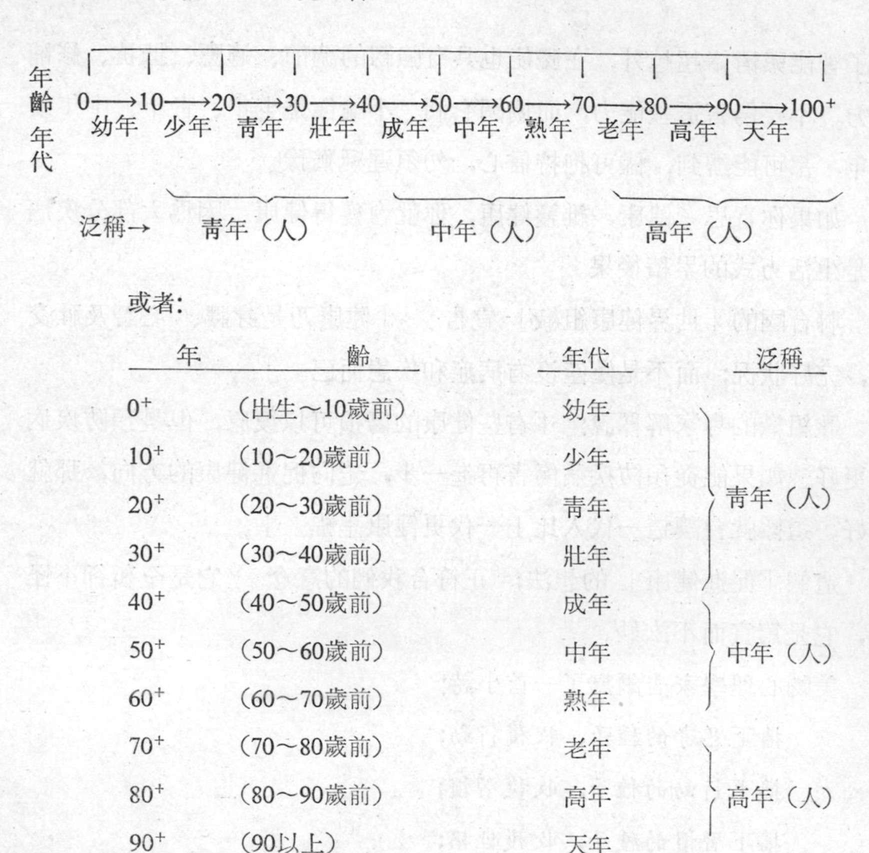

或者:

年齡		年代	泛稱
0+	（出生～10歲前）	幼年	青年（人）
10+	（10～20歲前）	少年	
20+	（20～30歲前）	青年	
30+	（30～40歲前）	壯年	
40+	（40～50歲前）	成年	中年（人）
50+	（50～60歲前）	中年	
60+	（60～70歲前）	熟年	
70+	（70～80歲前）	老年	高年（人）
80+	（80～90歲前）	高年	
90+	（90以上）	天年	

按: 農業文明帶來生活改善，工業文明導致營養及醫藥進步，人類平均壽命在增高。目前日本的記錄（男性平均 75 歲以上，女性平均80歲以上）超越歐美各國，爲世界最高。而在日本各地區中又以沖繩領先，百歲者已不鮮見。

臺灣在地理、氣候、食物、醫藥、教育各方面均近似沖繩，不久將與沖繩並駕齊驅。

第二章　光、氧、水——生命的根源

〔一〕陽光與大氣層

太陽輻射到地球來的能基（energy），是這世界上幾乎一切事物的能力來源，植物動物的生長存活都離不開這個光和熱。

大氣層及雲，吸收了約半數的太陽能，又形成溫室效果，正好成爲一種保護作用，令地球表面——人類的家鄉，白天不會太熱，晚上不至太冷。否則，地球就會像月亮一樣，白天熱到 100°C 以上，晚間冷到 -150°C 以下，任何動物植物都無法存活。

如此想來，對於天晴天陰，風雨變幻，你也許不再抱怨，甚或湧起感念之意。

大氣層還能把海面上的水蒸氣積存運送到各處變雨降下。假如它怠工，地面乾涸，我們就不必驕傲了，缺了淡水，人類可以存活一週!

大氣中有 21±1，卽 20～22％ 的氧。這是人人需要且時刻不可缺少，假如誰缺氧 6 分鐘後，就要痲煩醫師開死亡證明了。（通常這是腦缺氧而停止活動所致，所以因淹水或瓦斯而窒息以致停止呼吸或心跳時，如時間不久有救活例，口對口的急救方法，常常有效。）

既然氧是如此重要，設法提高空氣中氧的比例至 50％或 100％豈不更好？醫院的氧氣罩（急救用），就是高氧的設施，家庭中能不能用呢？

這是任何人都會想到的問題。早期太空火箭倉中的空氣就曾提高氧的成分，結果對太空人造成傷害，成爲嚴重教訓。

如果心肺功能差，用氧氣罩急救那是不得已，如長時間使用，「過氧」可以嚴重傷害身體組織，可見氧的過多過少都會導致可怕後果，因此「適量」、「適度」實在重要無比。

我們一向習慣於二分對立的思想方法：「好・壞」、「善・惡」、「是・非」，不是好就是壞，不是壞就是好，清清楚楚。但是現在「氧」是好東西，卻會做壞事，必須「適度」「適量」才可以發揮它的效能，這個「適度」「適量」才眞正重要，至於它本身是好是壞反而變得次要了。因爲適度就是好，否則就是壞。

這個適度、適量的概念，在生活各方面都極重要。飲食營養講究適量，運動更須適度，休息睡眠也不例外，所以在本書中它是重要的概念之一，也是「合理生活」的重要原則之一。

〔二〕陽光與皮膚

黑夜的盡頭就是黎明！黑暗可怕，光明卻是安慰。陽光普照，世界立刻改觀，所有的動物開始活躍，人類也振作起來開始新的一天。事實上所有植物也同時開始工作——光合作用。

在北方，冬日曬太陽是個舒服的經驗。人們不僅需要它的光，也需要它的溫暖——熱能。

陽光透過皮膚對人體影響很多。它能使血管擴張，血流加速，提高循環系統功能，促進養料、氧氣供應，以及廢物排泄，因而也就提高腦神經活力，機體代謝旺盛，而且還能促進細胞內酶（酵素）的作用。

陽光令皮膚的油脂轉化成維生素D，這是維生素D的自然來源。維生素D在體內與鈣、鎂、磷等礦物質的吸收利用密切關連，缺了它，這一類微量元素的吸收利用就發生困難，而這些礦物質（鈣、鎂、磷）是骨骼、血管等許多組織所必需。爲了活得健康愉快，陽光不可缺。

值得注意的是：陽光雖爲必需，但也要「適度」，強烈的炎陽會嚴重傷害皮膚，紅腫、發炎，可致永久性斑痕，甚至惡變成癌。尤其夏日炎陽（10～15時）須要小心。美國泰勒博士研究指出，強烈陽光還會傷眼，增加患白內障機會，提議戴墨鏡和草帽。尤其體內缺乏維生素A時更危險。

這裏再度顯示「適度」是一個重要原則：陽光好，也重要，然而過度就壞，可致傷害。

〔註1〕：人的皮膚和皮膚上生成的維生素D，是由一層酸性油脂保護著。所以洗浴時用鹼性皂也同時清除了保護油脂與維生素D。爲了保護皮膚及維生素D，可減少用皂次數，尤其日光浴後宜避免用皂。

〔註2〕：蘆薈（aloe，葡文 aloes，或 babosa）對皮膚具有保護作用，尤其曬傷、燒傷、燙傷，消炎止痛，恢復情況良好；亦爲無副作用的緩瀉劑。

〔三〕皮膚的功能——人體與外界的境界面

皮膚除了上述與陽光合作生成維生素D外，尚有很多功能。它是人體與外界的立體邊界，所以要對付外來的侵犯者；也要保護體內各組織，並須負責保持體溫等重大責任。

1. 調節適應，保持體溫

人體溫度（37±1)°C，即在 36～38 度之間，不許變化太大，如越出（37±4)°C 即 33～41 度將嚴重傷害，甚至死亡。

然而因炎症、勞作、運動、飲食等體溫常會升高，而外界又變化極大，風雨、寒暑、日夜等溫度差異頗大，於是調節適應就是重要工作，稍有差失即出毛病，如感冒、傷風、及多種過敏性症狀。

維護辦法:

1）衣被適度　日間穿衣夜間蓋被以「爽」爲適度，如感覺「暖」就已過度，尤其小孩經常給他穿暖影響調節能力，稍微出汗衣被潮濕卽會感冒發燒，打針吃藥雖可退燒，但不能改善「體質」，只有改穿「暖」爲穿「爽」，才能改變「體質」。

大人情形亦類似，要先從認識和觀念改起，否則終生沒有辦法。

2）皮膚清淨　多用清水，少用皂類。乾布或毛刷擦身，常有助益。現代城市空氣污染，易致過敏症狀，尤應注意鼻腔，用水漱鼻每天3～5次，對鼻過敏者比藥物有效。人體的粘膜，屬皮膚的一部分，最爲敏感，應維清淨，予以增強。

3）維生素A　對皮膚尤其粘膜關連密切。記住綠黃色蔬菜水果是最佳來源，而不是藥丸片劑。

2. 抵抗、修補，免疫作用

爲了保護體內組織，不能容許外界的細菌、霉菌、病毒、蟲類及強大外力侵犯。偶而受到傷害立卽開始修復。

例如手指割破時（可稍候出點血，藉以清淨傷口，避免菌類侵入）不久卽自行止血，如不止可舉高過頭卽可，稍後卽乾口，然後癒合。

通常這些修補工作，其效率相當高，速率也相當快。如果拖延幾天不癒，傷口難以癒合，常表示血液有問題，例如血糖過高則傷口難癒，故應注意原因，改進生活，必要時前往請教醫師。

3. 感覺作用（冷熱、觸覺、痛覺）

這個作用是人人熟知的，有些人把痛覺認爲是找麻煩，而以止痛藥劑解決。假如把痛覺了解爲體能對智能的求助信號，可能有益。

4. 排泄作用

發散水分，以排除肌肉中廢料，並調節體溫。新陳代謝、運動、情緒激動後所產生的廢料，必須隨汗排除，否則卽致傷害。

出汗後應須補充水分，水分以含維生素C者最佳，故蔬菜汁水果汁比普通水更好。

5. 吸收作用

外用藥可被皮膚吸收，水分亦同。故有毒物品不可接觸過多過久。

如果海中遇難，再渴也不可喝海水，可以致命，但可以讓皮膚吸收水分，利用它的過濾機能。

在紐約舉行的一次皮膚功能學術會中獲致證據顯示:

人類表皮細胞有如下特別功能:

①分泌一種物質，能控制體內膽固醇代謝，如同肝細胞的作用。

②具有殺菌免疫能力，如同白血球。

③分泌一種激素，加強甲狀腺素的作用——增強身體效能。

④分泌干擾素等，加強免疫能力。

衣著、房屋似乎是皮膚功能的延長發展。它們保暖，保護身體免受外界冷熱、風雨、強光的侵擾。雖然它已發展成舒適、美觀以及財富象徵，但其基本功能並未改變。衣著以「爽」爲適度，「暖」就過頭了。室內的溫度亦然。

〔四〕氣溫與體溫

地球表面的氣溫隨緯度而變化，緯度愈高（愈近北極或南極）氣溫愈低，緯度愈低（接近赤道）氣溫愈高。冬季氣溫低，夏季氣溫高；白天氣溫高，夜間氣溫低，這些變化波動都是跟太陽的方向位置有關。另外，在大氣層中，越往高處氣溫越低: 在離地面 2,000M 的高度，氣溫降到冰點(0°C)，到了 10,000M 高度處，氣溫降到 −70°C 左右。再高，空氣中不含水分，永遠晴空萬里，保持恒溫，名「同溫層」，在這裏飛行，舒適安全。

地面氣溫之所以溫暖，是太陽送來的熱能和大氣層的溫室效果合作的功勞。但卽便如此，人類還是感覺冬天太冷夏天太熱。人體感覺舒適的氣溫是（20±10)°C 左右，可以忍受的限度（裸身）最多不過（20±20)°C，旣使穿著防護設備，也是（20±40)°C 左右而已，所以人類的生存溫度範圍實在有限，全靠大氣層的「溫室」，否則難活下去。

哺乳類動物首創的 37°C 溫血機制，實在不錯，至今人類還在沿用。這個溫度適於新陳代謝的運行，適於腦神經的活動，雖然它因內在原因或外界影響而有升降，但體內的調節機制使這升降不超出 1°C 以維持 37°C 適溫。白天飲食、運動、勞作而升高些，夜間休息睡眠稍降點，夏季炎暑或冬季嚴寒亦稍升降，但體溫總在（36.5±1)°C 限度內波動，最大限度亦不超過（36.5±4)°C，否則勢必傷害且可致命。

這個調節維持體溫的機制，不是冷了就開工熱了就停工，而是永遠日夜開工，維持最低情況，遇緊急需要則加油加班。因此，一個經常散發熱量的管道乃是必需的設施，這就是皮膚汗腺的水分蒸發。所以阻礙這個散熱管道就傷害身體，例如：過衣過被影響散熱因而常常感冒；燒傷皮膚太多時常難救治。

因爲有此保溫散熱的機制，所以周圍環境的舒適溫度不是同於體溫的 37°C，而是稍低於體溫的（25±3)°C 左右。

雖然在飢寒威脅的地區和時代，「穿得暖」是理想、是享受，但在豐富的現代社會卻可再進一步，以「爽」爲度，以便更健康更舒服。這一點對幼年、嬰兒尤爲重要，因將影響他的一生。青年人可以逐漸改變衣被習慣，沒有困難。但是中年及高年人因多年習慣，不宜驟變。爲配合散熱量減少，宜減少食量以免積存熱量在體內——以中性脂肪方式（卽「肥胖」）。如爲提高新陳代謝機能，改善調節能力，可以試行漸進方式，不可急求。

體溫升高爲異常，人人皆知，但體溫降低亦屬異常且極危險，則少人了解。

在野外、山中、海上，尤其空難或海難時，常因體溫過低發生意外，尤其中高年人，值得留意。

防備方法：①吃的適當，避免缺水。

②穿備適當，保持乾爽，避免寒風。

③保持體力，避免疲勞過度。

④保持警覺，避免長睡。酒及鎮靜劑應免用。

〔五〕空氣與呼吸

人體可以耐受幾週缺食物，或者幾天缺水，然而若缺乏空氣(氧)，不能超過 6 分鐘。不論是白天醒著，還是晚間睡著，每一分每一刻都需要它。在人生中還有比它更重要的東西？你曾否想到它卻是「免費」的？

呼吸的主司者肺臟擁有 10 億左右的極小氣囊，能夠吸取氧分子，並安放在紅血球的「血色素」中送到全身細胞。呼氣時就把血液帶回來而由肺氣囊濾出的二氧化碳等廢物排出。

這小小的肺氣囊做兩種重要工作，一個是把「氧」交給紅血球由動脈運出，另一個是把靜脈血液運來的廢料濾出，並藉呼氣排泄掉。這任何一種都不能疏忽、差錯，日夜繼續，從不間斷。你可曾想到它的微妙、辛勞？它微妙卻少生病，辛勞卻不怠工，但是對於下列外部條件它無能爲力，必須協助解決：

①空氣污染，或太少氧分，使它過勞。

②血液污濁，或廢料太多，使它過濾艱苦。

這時需要你的智能設法，假如你不理會，一旦氣囊發生障礙，就相當麻煩。它有點像駱駝。

心肺工作程序

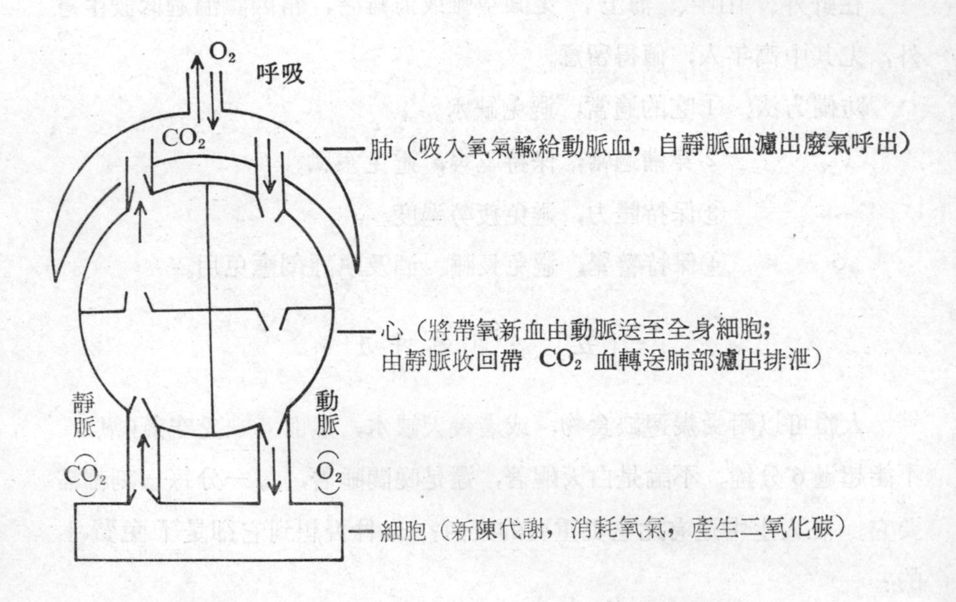

呼吸的方式，有胸式與腹式。胸式是胸部及肋筋活動爲主，腹式是腹部及橫隔膜活動爲主。

橫隔膜向下移位後，胸腔擴大，吸入空氣較多，整個肺部氣囊有舒適空間可以工作，對於吸收氧氣及排出廢氣均有幫助；同時腹部的收縮擴張波動有益胃腸蠕動，且對血液自門脈至肝臟的流通具有促進效果，所以腹式呼吸對健康更有益。其要點是：吸氣深長緩慢，感覺達到腹部，而致凸起，然後呼氣自然、舒鬆，腹部凹縮。

當你感覺倦怠或緊張時，可以藉此方式改善情況。如果頭痛、腦暈起因於慢性缺氧時，也會有幫助。

人體 60 兆細胞，都不斷消耗氧氣以進行新陳代謝，尤其腦細胞更是需要的多且緊急，一旦缺氧，腦細胞停工，生命之鐘就停擺了。

人體的一切活動，例如器官的基本活動如心肺胃腸的波動，以及對外活動，如說話走路都需要熱能供應。熱能的來源就是糖質（澱粉、糖類）和脂肪以及水分，然而這些物質不能直接供給所需熱能，必須靠氧氣經過「氧化」（卽燃燒）之後，才能產生。

所以氧是新陳代謝的動力，只有氧能使體內食物燃燒轉為熱能。

同時，身體中若缺少氧氣，肌肉組織就會積存脂肪酸(或稱乳酸)，令人感覺疲倦或痠痛。如果你在空氣污濁或不流通的環境中，就會頭痛、不舒服。

完全缺氧 6 分鐘卽可致死，故摒氣用力或潛水宜避免過久。睡房密閉或蒙頭睡覺，可令人頭痛腦暈，注意力難集中，這種情形吃藥沒有用，須自己改善生活習慣。駝背也可能導致類似結果，故挺胸比吃藥有效。久坐後，或坐姿工作者，累積的缺氧當然也會傷損健康，如能自行慧悟，藉輕鬆的步行卽可改善。

氧是人生始終不可缺的，但如過多其傷害力也很強。「過氧化脂質」對於細胞及血管就是嚴重威脅，它直接攻擊血管，導致「粥樣硬化」。在缺乏維生素E時，情況會更嚴重。

氧是極活躍的化學分子，從另一方面看可以說它破壞力甚強，卽使堅硬如「鐵」，在空氣中也會因氧化而變「銹」——氧化鐵。

一切食物與空氣接觸稍久，卽開始氧化而變質，尤其油脂類，易產生「過氧化脂質」吃進體內則有損健康。

幸好人體內有抵 抗氧化的酶（酵素），並且食物中的維生素A、C、E以及礦物質硒等具有或多或少抗氧化作用。加工食品的防腐劑中有一種「抗氧化劑」(BHT、BHA 等)，是可以接受的、利多害少的化學劑，在體內它也發揮抗氧化作用。

人體時刻不可缺的氧，竟然少了不行，多了也不好。在這裏，「適度」的原則再次顯出其重要性。這個氧的適度卻不是感覺所能決定，必需相當知識才可以做出判斷。

維生素E對於氧的利用調節功能，近年已被發現，它與維生素A及C合作，被稱爲「抗氧化物」，倍受重視。

〔六〕水——這奇特的 H_2O

1783年一位法國化學家分析出「水」是由2個氫原子與1個氧原子結合而成。經過了200年，我們對這個地球上最簡單的化合物，至今尚未澈底了解，不過已經知道它具有最複雜奇異的特性。在動植物體中，它幾乎是無所不在。

生命起始於遠古的海洋中，經過億萬年的進化發展，哺乳類在陸地上成爲代表，尤其人類更是高高在上。但是他們並未與海洋隔絕，而是把「海」封存在體內，或者說把當時生存海中的情況一直保存至今。據研究：人體血液及組織液的成分，與遠古原始海洋的成分頗爲近似，保持著當時海水的特點。

人體重量約有65％是水分爲主的體液，換言之，人體$\frac{2}{3}$是水。存在於細胞膜內的稱爲「細胞內液」，約佔體重的40％；存在於細胞外的體液稱「細胞外液」或「細胞間」液，約佔體重的20％；其餘的5％則爲血漿、淋巴液、腦脊液、內分泌液等。

各組織中含水量以血液最高，約90％；肌肉含水75％，骨骼中亦含有13％，就連牙齒亦有10％水分。

水與血伴同在血管、細胞之間川流不息循環週身，把各種營養物及氧、激素、酶等傳送到各組織細胞，然後把組織細胞在代謝過程中產生的廢物輸送到排泄器官，排出體外。

水與鉀鈉協同維持體內酸鹼平衡，促使新陳代謝順利進行。

水在體內還做調節體溫的工作。把體內產生的熱量傳送到有關部位，通過呼吸、蒸發、出汗等方式散發出去，從而使體溫維持 37°C 左右。

每天人體消耗水分，通常約(2,000±500)ml，包括所有攝取水分，例如青菜、水果中大部是水分。

假如你很少喝水，爲避免缺水，每天早晨起床後慢飲 2 杯水（潔淨的生水或冷開水均可），有益新陳代謝及排泄作用。

注意：在嚴重下瀉或失血時，如不能立卽就醫，則應立卽飲下鹽糖水（代替生理食鹽水）以免休克。

飲水的品質：有些美國專家認爲飲水最好是純水卽蒸餾水。固然有其道理，但實際情況卻有距離。在美國、日本及各開發國家的自來水，經過嚴格檢驗管理，多可直接飲用並無問題。其實這樣的生水，對身體可能更好，日本西勝造博士（「西氏健康法」創始者）就極力提倡生水健身甚至治病，多年來情況良好。當然，中國人自古習慣飲茶或白開水，這在水質欠佳的地方確是簡單良方，仍值得沿用。

現代城市的自來水多加化學藥物，爲殺菌而加氯，以免活菌過多傷害健康或導致傳染病流行。又爲防阻蛀牙，有些地方加氟。氯與氟都有毒性，過多過久必致傷害，但因量微，故副作用尚不嚴重，權衡利弊尚有研究餘地，如有較佳方法改善水質，最爲理想。

水的另一重要用途是清潔作用。從淨身到洗衣，從家庭垢污到大氣塵埃，都需要水來潔淨，洗菜洗碗更不在話下。現代人把淋浴或沐浴還視爲一種享受，所以水的消耗量年年遞增。

這個清潔作用在體內尤其緊要。在細胞中，血管中，組織中的污濁廢料主要是藉水的潔淨能力清洗排除，否則不要幾天血管中胃腸中尤其細胞中的廢物就會積滿，也無法活下去了。

因此，人類必須依靠水的各種性能——載送、溶媒、潔淨，才能存活，才能活得舒適。

水的各項性能，如有維生素C之助，在體內可更爲提高（參閱「維生素」項），因此最好的水乃是含維生素C的水（如果汁菜汁）。

註：依據此項原則，設計「最好的水」，做爲清涼飲料及家庭飲料，可行銷全世界。

〔七〕波動的人體

生命起源於海洋，至今人類身體組織中還保留著原始海洋的特徵。

細胞內外，都充滿著液體——主要是水，很像海洋的環境。波動的液體在細胞膜內外進行交換——進入營養，排出廢料。

血液環流全身，永不息止。血臟搏動，是由心肌巧妙地收縮擴張形成的壓力將血液送出；這不像機械的轉動，而更像高低潮的波動，並且消耗的能量比較節省。流到血管中的血液，繼續由血管的收縮擴張的波動能力，從大血管到中、小而毛細血管，送到細胞膜面。

血壓是由脈搏而來，把它視爲高低潮更容易理解。於是一日中經常高高低低的波動現象，就不難明白了。

食道管的吞嚥情況，胃及腸的蠕動消化情況，由波動觀點都容易理解。

既爲波動所以有節律，有高低潮，有高低限。越出高低限就是異常、不正常，節律紊亂亦屬異常。這些異常如過多過久，就稱爲障礙或病態，應當注意改善或治療。

在同溫層的波音機中看海面，通常總像是平靜的。好像人類對身體組織也有類似看法？覺得「靜」是原本狀態，所以生病時要「靜養」，有問題要「靜思」，心境要鍊到「靜如止水」。

不過我們的新陳代謝機能，是在體液及血液的波動狀態下才進行順利。所以在機體的活動情況下一切比較順暢。許多毛病藉運動可以改善，靜思「不得」時，起來走動走動反易找到解答。「止水易腐」，還是順其自然，讓情緒或心境有些波動，好處比害處多，比壓制情緒要好得多。

當消化不好時，走走路常比吃藥好；當情緒惡劣時，跑跑步比睡一覺好。

我們的認識產生判斷，那個「靜」的想法至少對人體而言，需要修正。讓我們以「波動」的觀點看人體活動，以「波動」的原則看生活內容，會帶來更多有趣答案。

第三章　飲食•營養—生活要項之一

△身體的構成材料

△活動的能源

我們終生都需要食物維持生命，同時營養不當也會傷損健康。

關於飲食（營養）與健康（疾病）之間的關係，深入追究的，以美國國會參議院「營養問題特別委員會」的工作規模最大也最有意義。從1975至1977年，它動員了美國健康福利部及農業部以及其所屬研究機構的專家，國家癌症研究中心、心肺血管研究中心、營養研究中心等各方面的頭腦和業績，並請英國皇家醫學調查會議的專家參與，另由北歐各國 270 位專家提供資料，經過足足二年的調查審議，提出了 28 册報告書，計達 5,000 頁——這是人類飲食與疾病的總檢討，是對世界人民的貴重禮物。

其中，有 4 册是食糧問題的檢討，有 7 册是營養政策及食品法規的檢討，而有 17 册是飲食與疾病，營養與健康的檢討，是空前的巨大工作。

在這二年的過程中，他們把 19 世紀末以來歐美各國飲食內容變化與疾病的關連，以及世界各國家各民族各宗教團體的飲食方式與健康關係，包括非洲黑人、寒帶愛斯基莫人、新大陸土著印地安人，以及本國與移美的日本人，都廣泛深入地瞭解調查。

他們發現並證實:

1. 傳統的醫學（指現代醫學）看到細菌致病，卻沒注意飲食致病。不少醫療機構對病人提供錯誤食物，以致延遲甚至延誤治療。

2. 過去的營養學過於強調動物性蛋白質，使得情況更糟。

3. 事實上，現代猖獗的諸多慢性疾病（成人病），都是食物不適爲主因。心臟疾病、某些癌症，以及動脈硬化等都是動物性脂肪、動物性蛋白質過剩所引起。

4. 人類追求的食物目標——豐盛、精緻、鮮美，都是以動物性食品（肉、奶、蛋）爲主，再加上精製的穀類（白米、白麵）。而今才明白: 這是許多致死疾病的最大原因。

5. 綜合上列各點，建議改進日常飲食如下:

①減少動物性食物及其製品。

②增加植物性食物，最好是全整而未加工者。

③特別注意纖維質的重要性。

這 28 本報告書影響深遠: 美國人民接受了它的建議，並予實行，改變飲食習慣，因而近年來「成人病」率不再上升反而下降，尤其心臟病顯著減低。美國的食糧及營養政策亦逐步調整。美國醫學界開始注意這新的方向。

不僅美國，它對世界各國人民都引起了影響，慢慢地，這些發現終將成爲一般人的生活常識。

〔一〕食物來源及成分

有人經常吃他喜好的東西，例如肉或魚，這是一種「偏」；也有人不喜歡某些東西，例如青菜，這也是一種「偏」。

有人因缺乏知識或興趣，就以容易到手的東西過活；有人因缺錢或節省，就以便宜貨糊口；古代爲備災荒或戰亂，把新鮮的收藏而拿陳腐的甚至霉變的解決「民生問題」。這些都是一種「偏」。

現在新的知識漸漸普及，生產方法日日進步，那些「偏」可藉「思考⟶行動⟶習慣」而逐漸改善。中高年人可能會以爲自己從小的觀念及習慣，最對最好，於是「擇善固執」，青年人可以尊重，但不必遵行。

事實上，一個人的細胞就是用吃下的東西爲原料來組合製造，所以吃些什麼，怎樣吃法，與他的身體息息相關。

食物經消化吸收成爲血液原料，血液尤其紅血球成爲細胞原料，白血球成爲抗力免疫力量，而細胞是組織器官的基本單位。所以說：食物的品質，是決定健康情況的重要因素。

人體細胞有 60 兆，依其功能分爲許多種類，它的結構也各有不同，因而可以想像它的構成分子必然極爲複雜。爲滿足這複雜的需要，我們應該盡量攝取多種食物——越多越好，有人每天吃 40 多種東西，通常至少也應該吃 10 多種，而絕不可僅吃 1～2 種。

食物的種類和範圍，隨著交通發達文明進步愈來愈擴增。每種食物都有它特殊的成分和營養，吃用的樣數多而廣，營養也易於均衡而少偏失。所以有不少專家認爲：吃得均衡就不必另外再補「維生素」（維他命）了。

1. 食物來源

1）穀豆類

①稻米類——水稻、陸稻、粳米、糯米、……

②麥類——小麥、大麥、燕麥、蕎麥、……

③豆類——黃豆、綠豆、紅豆、黑豆、……

2）蔬菜類

①葉、莖——白菜、甘藍、生菜（萵苣）、菠菜、莧菜、葱、韮菜、……

②花、果——花椰菜、青花菜、金針菜；胡瓜、絲瓜、南瓜、冬瓜、茄子、蕃茄、花生、豌豆、……

③根、莖——蘿蔔、胡蘿蔔、山藥、甘藷、馬鈴薯、洋葱、芋、……

附：菇蕈類——洋菇、草菇、木耳、……

3）水果類

①果木——香蕉、柑橘、鳳梨、蘋果、荔枝、蕃石榴、檬果、木瓜、枇杷、櫻桃、棗、楊梅、李、梨、葡萄、無花果、柿、……

②瓜類——西瓜、甜瓜、……

附：堅果類——核桃、么果、松子、栗子、杏仁、……

4）水產類

①魚類

②蝦介類

③海草類

5）禽類

鷄、鴨、鵝、鴿及其蛋卵

6）畜類

豬、牛、羊等「大動物」

2. 食物內容成分（營養素分類）

1）蛋白質

穀類、豆類；肉、魚、蛋、奶

2）脂質

植物性及動物性的脂肪、油類

3）糖質（碳水化物）

包括澱粉及糖類，如穀類、豆類、薯類及各種糖類

4）維生素

菜、瓜、果以及穀豆類含有

5）礦物質

指在動植物體中的有機礦物質

附：纖維質、葉綠素

僅在植物體中含有，近年發見其重要性。

〔二〕蛋白質

消化系統把食物蛋白質消化分解成小小的「氨基酸」，然後才能吸收到血液中，運送到身體各部門，由細胞選取所需，再由酶協助組合構成人體合用的蛋白質。

蛋白質是人體組織的主要成分，例如肌肉、皮膚、內臟、腦、骨骼等。所以有些毛病如肌肉鬆弛、骨骼彎曲、內臟變位、姿勢不正，常與食物有關，故兒童扁平腳以及胃下垂等常藉食物可以改善。

蛋白質也是血管、血液、各種酶及抗體主要成分。

除了動物性食物（肉、魚、蛋、奶等及其製品）之外，在植物性食物（豆類尤其大豆，穀類尤其全穀，堅果，酵母等）含有品質優良適合人體生理的蛋白質。過去有人稱動物性蛋白為「高級蛋白」，而把植物性蛋白叫「粗蛋白」，應該修正。因為動物性蛋白看起來漂亮，卻不如植物性的更適於人體構造。

未精白的米、麥，豆類製品的豆腐、「納豆」，都值得推薦。

近年來美國國會調查報告及日本不少醫師專家都提出對動物性食品的警告，尤其是牛豬等大動物的肉類。

他們的研究顯示：所謂的成人病（心腦血管疾患、關節障礙、腫瘍、血糖問題等），常與動物性食品具有關連。美國政府最近公佈的〈健康與食道〉文件，也建議適度調整飲食，不要偏於肉類，不可疏忽植物纖維。

這是值得每個人都注意並思考的問題。

〔三〕脂 質

脂質——植物性及動物性脂肪——經消化分解吸收後，供應身體所需熱量，也是細胞內的重要成分，腦及神經運作不能缺少，腸中製造維生素B的有菌細益也需要它。

在未精製的植物油中含有維生素E，它具有抗阻氧化（卽腐化）的作用，並且能調節人體對氧的需要。所以脂質的來源，以植物油（尤其豆油）較佳。

動物油中魚油、禽油、豬油少用尙可，至於牛油及人造奶油以不用爲宜。

脂質接觸空氣後，易於氧化而成爲「過氧化脂質」(peroxided fats, 或 rancid fats)，卽「哈喇」。它在體內對細胞及血管傷害力強，是血管粥樣硬化的主要因素，值得注意留心。所以食油開罐後宜蓋緊，最好冷藏。溫度愈高，氧化愈快，因此日曬、燻、炸、烤、燒均加速氧化，習嗜這些食品，不是好習慣，尤其炸油不宜久用，很多人怕丟掉可惜而繼續使用，身受其害而不自知，這種節儉傷人害己。

各種油脂的分子都是由三種脂肪酸相互連接而組成，卽一切油脂都含有各種脂肪酸，只是其飽和程度不同而已。

飽和脂肪酸在室溫下爲固體，有升高血中膽固醇作用，故宜注意。另一方面，不飽和脂肪酸在室溫中爲液體，則無此項顧慮。

普通常識中動物油是飽和脂肪，植物油屬不飽和脂肪，其實並不全正確。由附表數值可知，一般而言，動物油的飽和脂肪酸偏高，但亦含有不飽和脂肪酸，尤其豬油比較平均；而植物油則不飽和脂肪酸偏高，但也含有飽和脂肪酸，尤其椰子等大植物爲甚。

油類的各種脂肪酸比例

		飽和脂肪酸（%）	不飽和脂肪酸	
			單一（%）	多元（%）
動物	牛　油	68	28	4
	豬　油	41	43	16
植物	椰子油	92	6	2
	棉籽油	27	18	55
	花生油	18	48	34
	大豆油	15	25	60
	芝蔴油	14	42	44
	橄欖油	14	77	9
	玉米油	13	25	62
	葵花油	11	21	68
	紅花油	9	13	78

多元不飽和脂肪酸，有人報告它有助降低血中膽固醇值，但不可過量。

至於單一不飽和脂酸，亦有研究提示它有助降低膽固醇值，卻無形成過氧化脂及腫瘤現象。由脂肪酸比例表可見：橄欖油、花生油、芝蔴油等就屬這一類。

植物油含有維生素 E，具有抗氧化的保護作用，然而如果精煉過程中一併淸除掉，就失掉此項優點了。

人體細胞及激素需要一種多元不飽和脂肪酸「亞麻仁油酸」，但體內難以合成，可是大豆、玉米、棉籽、紅花及葵花油中含量頗豐。

植物油中富含維生素E，有些植物油含有多種維生素，例如麥胚、紅花、棉籽、玉米等油。而且有一點甚爲重要：植物油中不含膽固醇。

綜結而言：植物油有其優點，故食油可以它爲主；至於每天食物中屬於動物性者，如肉、蛋、奶及魚介等，所含脂肪成分，當可適量攝取。至於豬油含維生素B_1，只要不偏當無問題。只是中高年人因運動減少，應須減少脂肪的攝取量，尤其小心膽固醇。

1. 脂質與膽固醇

血液中的脂質有四類：①膽固醇（cholesterol），②中性脂肪（triglyceride, 亦稱甘油三脂），③磷脂質(lecithin，亦稱卵磷脂，蛋黃素)，④遊離脂肪酸（fatty acid)。

這些脂質不能與水（血液）直接溶洽，故與蛋白質結合爲共存形式，以便在血液這個水中存在，稱爲「脂蛋白」(lipoprotein)，可設想爲營養粒。密度高（緊密，體積小）的稱爲「HDL」(high-density lipoprotein)，卽高密度脂蛋白，或稠營養粒。密度低（鬆稀，體積大）的稱爲「LDL」(low-density lipoprotein)，卽低密度脂蛋白，或稀營養粒。還有一種極鬆極大的稱爲「VLDL」(very low-density lipoprotein)，卽極稀營養粒。

其中，中性脂肪是攝取糖質（澱粉及糖類）超過需要時轉變而成，以便儲存備用。在硬化的血管壁常見它的存在，在糖代謝障礙（糖尿病）者血液中大量積儲，致血糖與中性脂肪常諧同步調上升。所以營養過多，熱量過多卽「過食」，常增高血液中性脂肪，也是肥胖及糖尿等諸多問題的原因。可見營養適度，熱量適當，不缺不過，値得尋思追

脂蛋白（營養粒）略圖

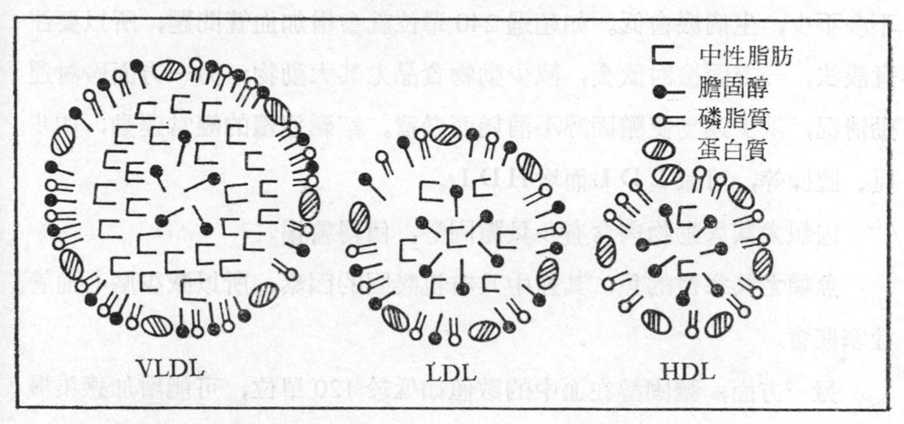

究。成人通常的中性脂肪值是（90±40）mg，過多過少都不好，它與膽固醇值常有關連傾向。

其次，膽固醇近年來極受重視，有些小學生都對它有些認識和顧慮。它與血壓情況已成爲健康的兩個重要指數。有些人聽到「膽固醇」三個字就覺得可怕，其實呢，人人身體都少不了它。

人體膽固醇是在肝臟合成，然後送到血中，成爲細胞的重要成分，亦爲激素（賀爾蒙）及消化液的原料，其重要性可以想見。

膽固醇的三種載體形式，各有長短。ＬＤＬ及ＶＬＤＬ在緊急時迅速運來膽固醇以應急需是其優點，但缺點是剩餘的不會清理，以致游積血中阻滯血流導致血管疾患。所以被稱爲「壞膽固醇」，它太多了的確不好。

相反的，ＨＤＬ的體積小運輸量不多，緊要時不够迅速，緩不濟急，是爲缺點；但是它會清理血中剩餘膽固醇，運回肝臟，儲備待用，所以被稱爲「好膽固醇」。它在血中比例較高時，是好現象，清理血管，減少心腦障礙機會。

血液中膽固醇類值以（180±40)mg/dl，即 140～220單位爲理想，不多不少，生病機會低。如超過 240 單位就會增加血管問題，所以要注意設法，一方面檢討飲食，減少動物食品尤其大動物；另一方面檢討運動情況，缺少運動使膽固醇不消耗而淤積。輕鬆連續的經常運動，如步行、體操等，可減ＬＤＬ而增ＨＤＬ。

肉類尤其大動物肉含有多量膽固醇，值得警惕。

魚類尤其寒帶的魚，其血中具有抗凝固的因素，所以減少腦心血管栓塞機會。

另一方面，膽固醇在血中的數値如低於 120 單位，可能增加感染機會，故宜設法改善。

值得注意的是，血液膽固醇並不直接由吃入食物決定。例如素食者不吃動物性食品而僅吃植物性食品，即不吃進膽固醇，但他血中照樣有膽固醇，這是由肝臟合成而送到血管的。

另一方面，大量吃進動物食品，其大量膽固醇全部都到血中？也不然。所有食品經消化吸收，大部分是轉到肝臟中儲存、合成、備用。尤其有運動時，需要消耗，故血中膽固醇不一定驟升。人體的調節功能相當強韌，如不過多過久，難以傷害它，如有運動更是幫助。當然如果爲了顧及肝功能，還是適量爲宜。

請留意:

①植物油及植物性食品，不含膽固醇。

②動物性食品及其製品，才含有膽固醇。

③肉、魚、蛋、奶含有膽固醇，尤其內臟含量特別多，大動物更宜小心。中年高年最好少吃，或者 2 ～ 3 年做一次血液檢查，以便自己了解血中膽固醇數值，掌握情況。

膽固醇的多、少、無〔mg/100g，即 100g 食品中含膽固醇量〕
（表內數值是英葡日中文資料的平均簡化）

△肉　類		△內臟類		△蛋　奶　類		△魚貝類		△油　類	
牛肉（瘦）	80	豬腦	3000	鷄蛋黃	1400	魷魚	250	魚肝油	500
〃（肥）	120	牛腦	2500	〃〃（全）	500	烏賊	250	黃油	200
豬肉（瘦）	80	豬肝	400	〃〃白	0	鰻魚	200	牛油	120
〃（肥）	120	牛肝	400	魚卵	300	帶魚	200	豬油	100
兎肉	80	鷄肝	400	魚子醬	300	黃魚	80		
臘腸	150	鴨肝	400	蛋黃醬	70	鯉魚	80	△植物類	
火腿	100	豬腎	400	奶粉（全脂）	80	鰱魚	80	所有植物油	0
燻豬肉	100	牛腎	300	〃〃（脫脂）	20	魚類一般	70	植物食品	0
肉腸	100	豬胃	150	牛奶（全脂）	12	鮭魚	40	青菜	0
火鷄肉	100	牛胃	150	〃〃（脫脂）	3	蝦	150	水果	0
鷄肉	80	豬腸	150	乳酪（普通）	100	蟹	100	堅果	0
鴨肉	80	牛腸	150	〃〃（脫脂）	10	蠔	50		
鴿肉	100			冰糕（含蛋）	40	蛤	50		

2. 膽固醇與飲食——血脂的調整

美味食物，人人喜歡。過去只能偶而享受一次，現在幾乎成爲家常便飯。在工業及科技社會中，豐富到可以隨意選購、任意享用。人類在過去從沒有這樣豪華過，即使王公貴族也比不上今天普通人。

你曾否心中感念？還是仍然怨恨煩愁？今天不再受飢餓威脅，可是你會適應這豐富的局面？如果飽脹難受，血糖血脂高，血壓高，就該注意調整生活。

人類的先驅本是以植物爲主要食物，不含膽固醇，因而必須自行合成，以便在血中經常保持 10g 左右以應需要，它是細胞的主要成分，也是激素及消化液——卽「內分泌液」——的原料，當然不讓它流失排出。當初這種安排是自然而合理，但今天太多的膽固醇反而讓我們受害。

我們每天吃的美味，鷄、鴨、魚、肉，都含有不少膽固醇，因爲人體不排除多餘的，過多過久積存體內，就會闖禍，血管脈壁先受其害，形成「粥樣硬化」等問題，跟著心腦都會受傷。

膽固醇的三種載體（脂蛋白）中，LDL 及 VLDL 在緊急場合固然方便，但積存過多不予收回也很糟糕。現代生活過多緊張（stress），卻是過少運動，故積存過多血糖血脂，卻過少消耗排除，因而出毛病。

有幾點關連因素值得提出:

緊張是不可避免的，也不是「壞」，只要不過多過久，而是波動的，有鬆弛的就好。

緊張與運動（活動、勞動）是不可分的，有緊張就應當有運動，供應與消費配合才一切順利，如無消費當然積存。想用藥物排除也徒招惡果，想用不飽和脂肪酸較多的植物油或魚油來調節，也不會有奇蹟效果。

魚油的不飽和脂肪酸所含「EPA」成分有抗阻凝血作用，對心腦血管可能提供保護功能。但是魚油商品化許多年來，始終未有實際效果，所以美國政府食品藥品管理局只好取消對魚油藥劑的出售許可。

並且所有的不飽和脂肪酸如加熱或日曬則由空氣中氧氣作用，變成「過氧化脂質」，傷害血管，也會導致肝臟障礙，換言之：過氧化脂肪是有毒的。油炸的加工食品以及魚類乾貨，放置一久卽發生此項問題。

要想避免膽固醇的麻煩，最簡單的辦法也許是減少肉類，改用穀類及豆類等植物性食物來代替，否則就多攝取植物纖維質，也有些幫助。

植物性的不飽和脂肪酸多的食用油，如攝取過多亦會在體內變質，與很多腫瘍（直腸、乳房、胰、前列腺等）有關連。適度、適量才是眞正重要標準。

膽固醇的指數，以（180±40）以內爲理想，但是不少人尤其中年以上者常常在 250 左右，西方醫師不以爲奇，因爲普通西方人多在240～250 左右，認爲 150～250 爲“normal”。這的確是「通常」情形，然而卻不是「正常」情形，尤其對東方人而言，實嫌稍高，在後悔太遲之前，先下手對付它。例如下列各點，應予注意：

1）高纖維低脂肪食譜

美國一位大學醫學院研究人員，原來他的膽固醇指數是 285，改吃燕麥麩每天 85g，五個星期後降到 175。他發現普通人每天吃 40g 麥麩（煮熟可盛一大碗），可將阻塞血管的壞膽固醇降低20%左右，並可能慢慢地稍微提高好膽固醇，以調整血脂的分配。即使每一天吃一碗普通麥片，也有積極作用。事實上不僅麥麩，不少食物具有清滌腸中膽汁酸的效能——就這間接地清滌血中的脂質了。換言之，飽和脂肪及膽固醇都較少的均衡飲食，再配合經常而輕鬆的運動，是維護健康的好辦法。

2）有益的食品

有些食物含有特殊成分，能够減低膽固醇，例如：蘋果、柚子、大麥、胡蘿蔔、茄子、橄欖油等。實驗證實這些食品能够減低 LDL 而提升 HDL，正是一舉兩得。

豆類效果也不錯，尤其大豆蛋白質的效果顯著，甚至對於已經受傷的血管都可能有幫助。大豆蛋白質能抵消肉類飲食造成的惡劣影響。凡是喜歡吃肉的人，可將動物蛋白質減半，而以大豆蛋白質代之。

3）葱的效果

有一個實驗：A B兩組都吃同樣肉食，A組同時吃葱，B組不吃。結果：B組血脂增高血液增濃，而吃葱的A組血液情況幾乎沒有變化。

另有研究證實，常吃生洋葱可降低 LDL，提高 HDL，不過煮熟效果就差了。

4）海產食物

近來發現有益處。從前因爲蠔、蛤、蟹等含膽固醇較高，敬而遠之。現在經美國華大脂肪新陳代謝專家 M. Childs 教授研究證實，這些海產食物脂肪低，可降低膽固醇。

魚類吃的海洋植物，在化學成分上與陸地上的穀類不同。在飲食中加入魚類後，身體內部的運作——血液的流動、動脈血管的緊弛波動、細胞對本身的調節，以及免疫系統的功能等，似乎都呈現改進跡象。

日本長壽研究專家鈴木信醫師整理的膽固醇升降表簡單有趣：

膽固醇與飲食（↑示升，↓示降）

	熱量	蛋白質		脂肪		碳水化物	酒精
	過多	植物	動物	飽和	不飽和	（澱粉）	（適量）
HDL(好)	↓	↑	↑	↓	↑	↓	↑
LDL(壞)	↑	↓	↑	↑	↓	↓	↓

說明：①熱量攝取過多，有害無利。
②蛋白質，植物性較優。
③脂肪，飽和脂肪要不得（大動物）。
④適度的酒，有好處。

影響 HDL 的因子

升高	①體重適度 ②運動適度 ③酒量適度	④禁煙 ⑤高纖維食譜 ⑥不飽和脂肪酸	
降低	①肥胖 ②久坐久臥 ③禁酒、縱酒	④吸煙 ⑤高糖食譜 ⑥飽和脂肪酸	⑦胰、肝、腎功能傷損 ⑧胃病 ⑨長用某些藥劑

說明: ①要想健康須提高 HDL，那麼就須做些事情，增加升高因子。

②要免生病須維持 HDL，那麼就該避免有害因子。

③米麵是能量來源，不得不吃，但過多也不好。但如改爲糙米全麥，就沒問題。

日本國立營養研究所最近實驗: 讓「健康的人」繼續每天分別吃 5 個、7 個、10個鷄蛋。過一段時間後，發現他們血中脂固醇幾乎沒有變化。

這個實驗結果顯示:

①「健康的人」體內具有控制調節脂質的功能，所以吃多些膽固醇居然沒有影響，這是關鍵。

②如何保持維護體內的調節功能，是首要問題，而不是每天擔心吃了多少膽固醇。故年青人似乎不必顧慮太多，而中高年人缺少運動也不可藉此騙自己任意亂吃。

美國伊利諾大學教授藍茲 (W. Lands) 是有創見的營養科學家之一，他認爲:「有許多慢性疾病，都是過去多年來身體所受折磨累積的結果。假如你肯天天年年阻止這些侵襲，不讓它們聚積起來，那麼就很可能防止許多慢性疾病給你添麻煩。」

這想法眞是對極了，令人感覺眼界開亮，信心大增。

3. 美國專家小組的建議

美國「國家膽固醇教育計畫」組成的22位專家小組，經 3 年研究，最近 (1989年11月) 公佈了研究結論。在此領域中這是首次對醫師提供的指導文件。文件指出:

1) 差不多有半數高膽固醇患者未被療理，原因是醫師們缺乏足够的資料，可據以決定何時怎樣治療。有25%美國成年人 (20～74歲) 血液具有高膽固醇，換言之，在美國有四千萬人的心臟受著威脅。

2）所以高膽固醇實在是一個公眾健康問題，其嚴重性與高血壓不分彼此。

3）膽固醇的理想水平是200mg/dl 以下，如超過 240，則心臟受損的可能性就加倍。

小組主席谷德曼（D. Goodman）建議：高膽固醇者應做「脂蛋白」分析，藉以了解血流中脂質的輸送情況。如果脂蛋白的密度低（卽LDL多），則表示心臟疾病已經臨近，不可疏忽，應卽密切療理，以改善情況。尤其是心臟冠狀動脈傷損者，有吸煙習慣者，有心臟病家族史者，卽使他膽固醇水平原本不高，也不能馬虎。

第一步措施是改變飲食方式，開始適當運動。這樣實行半年後，如果對於食療毫無反應，運動亦不發生效果，才開始考慮藥物治療。

他強調：藥物的應用，必須審愼，不可草率，要求安全、適當。

4. 磷脂質

血液中脂肪除膽固醇及中性脂肪外，另一「磷脂質」（或譯卵磷脂、蛋黃素），其作用是使膽固醇及中性脂肪分解爲均勻的微小分子，以便容易與水溶洽而滲入細胞組織。

這具有雙重意義：

1）增加膽固醇及中性脂肪的利用價值；

2）減少膽固醇及中性脂肪的淤積或傷損血管。

在未精煉的植物油尤其大豆油中富含此成分，蛋黃中亦多。

這個粗略的比較，可以提供一個印象：植物油比較更適合人體組織，而動物油對於生理結構是威脅，後面將有更詳細的討論，以證實這個結論的眞實性。

在人體中到處都有磷脂質存在，在有運動的情況下，它與各種酶合作，可將脂肪轉化爲能基。

植物油與動物油的簡單比較

	植物油（椰子油例外）	動物油（尤其大動物）
過飽和脂肪	較少	較多
不飽和脂肪	較多	較少
膽固醇	無	有～多
磷脂質	多	少

5. 過氧化脂質——比病菌還可惡

人體由 60 兆細胞構成，每個細胞都是由細胞膜保護著，這個膜由蛋白質、不飽和脂肪酸、酶形成。

爲了活著，必須攝取氧，氧分子通過細胞膜的不飽和脂酸層時，如該處缺乏維生素 E，就會在那裏形成「過氧化脂質」。

這過氧化脂質在動脈細胞中增加後，血管會變得脆弱——有一點像水管的鐵銹——漸漸形成動脈硬化的徵象。這情況也許更像橡皮管的老朽化。這過氧化脂質就是導致衰老的重要因子，而人體衰老後對抗過氧化脂質的能力亦愈減少。

血液中血小板及紅血球的外膜上粘著過氧化脂質後，漸漸形成血栓，進而堵塞血管，成爲腦血栓、心肌梗塞、壞疽等的原因。

過氧化脂質的另一劣跡是它與膽固醇的關連。血管壁的過氧化脂質堆積後，膽固醇卽以此爲據點而積聚擴增。

擾亂人體細胞膜的因子，並非僅僅這過氧化脂質，常見的還有：①刺激、打擊，②激素失衡，③藥物，④食品的化學添加物，⑤病毒，⑥輻射線等等。

這些傷害因子我們都應該儘量避免，或設法減少。如果是少量的，或偶而的，都可由人體抗力(調節、適應、抵抗、修補能力)予以解決，假如是過多或過久，就可能構成傷害。在後面有關章節中將分別提出討論。

如果你習以爲常，不以爲意，甚至自覺很好，別人也只好尊重你的自由和內政了。

另一方面，安定細胞膜的因子，除了體內因素（例如有些腎上腺激素）外，還有維生素E，在豆類麥類的胚芽中均有。這豆麥胚芽中的維生素E既自然又便宜，容易吸收，效果最高。

可惜近年食品加工進步（？），反而損失了這優良成分。爲了維護健康顧全營養，也爲了減低成人病機會，過精過細過白的加工方式值得再研究改進。

在精製純淨的食油中既不含維生素E，結果就可能缺乏它，以致在血管中生成過氧化脂質，導致膽固醇沈積，血管粥樣硬化。這種情形下也只好吃點維生素E丸劑補救了。

過氧化脂質在日常食品中並不少見，炸油經過高熱容易氧化，炸過兩次後最好丟掉；加工食品的炸油多半是長用不丟，餐館飯店的炸油也是一樣，所以這樣的食品少吃爲宜；燻烤的肉類，放久的餅乾，都要小心；曬乾的魚類因紫外線輻射，其中脂質亦易氧化。

脂質嚴重過氧化以後呈現哈喇味，如果不願早日衰老醜陋，最好不吃哈喇的東西。

〔四〕碳水化物(澱粉質與糖類，亦可合稱「糖質」)

所有糖類（蔗糖、果糖、葡萄糖等）與澱粉具有同樣作用。吃進澱粉（米麥等穀類、各種豆類、薯芋類的主成分），經胃腸消化後就變化而成糖的形式。既然澱粉經消化後也成爲糖，所以將原本都是碳水化合物的澱粉與糖類統稱「糖質」，與蛋白質、脂質鼎立而三。

糖質是人體熱能的最大供給源。蛋白質是人體組織的構成材料，脂質是一半作身體組織材料另一半作熱能原料。

因此如果運動少、活動少就該減少糖質，例如年齡增多運動減少時應遞減澱粉及糖類，以免積存體內形成中性脂肪（肥胖），有害無利。

在荒年或者寒帶，情況有所不同，自應儲備在身，理所當然。

血糖過少時，腎上腺激素分泌減少，令人感覺疲倦、乏力、頭暈、煩躁、工作效率大爲降低。這時駕車會像酒醉一樣，控制機能減低減弱。

在農業文明興起以後，學會種植穀類豆類，有收成可儲藏；然而天災、荒年、戰亂時，仍脫不了「飢餓」。

工業文明興起以後，情況大爲改觀，豐盛不再是少數人的特權，飢餓問題現在變成過食問題，尤其「白米」、「白麵」、「白糖」的過食，使得情況日趨嚴重。攝取熱量過多以後，可有幾種情況：

有些人運動量大調節力強，過多的熱量消耗、消失了，這是最好情況。

有的人運動量不多但調節力強，能把過多的熱量變成中性脂肪儲存備用。優點是積蓄保存免於丟失，在需要時顯得有「本錢」，在飢荒時耐得久，所以一向說是「福態」；然而缺點是血中多脂傷身，體中多脂難看，所以今天肥胖變成咒人的字眼。

其實，肥胖如非因病所致，實屬利弊參半，並非全惡。這可說是第二種情況。

還有少數人運動量少調節力弱，日久年深傷損了調節糖代謝的機能——胰功能，這是最糟糕的第三種情況。

胰又稱膵臟，位於胃的後方，形體不大，作用可不小。它分泌的消化液與肝分泌的膽汁共同擔任消化重任，它另一個作用就是主管全身糖代謝及血糖值。

胰功能傷損後，胰島激素失衡，於是血中充滿糖分而細胞卻難獲熱能，這是矛盾情況：爲減低血糖濃度所以常「渴」，並由尿中排糖，而細胞缺熱能所以疲倦、常餓。注射「胰島素」雖可有助，卻不解決問題。日久之後，這糖分過濃的血液可以傷損全身所有組織，任你有錢有勢，有專科醫師照料，仍難挽回。何不早日思考此一問題？

在缺乏知識的時代，以爲這是「命運」，在今天當可看出這其實是選擇的結果，選擇了生活方式，導致了相應的結果。

顯然，糖質是人體活動的熱能來源，重要無比，但是過量則可致傷，過多過久的傷害則難以恢復。尤其參入關連因素，情況更是麻煩：長期缺乏運動，影響新陳代謝；穿蓋過厚，阻擋熱量之流；久後胰功能受損，糖代謝障礙，後悔已太遲。那首小詩「播下思考的種子，收穫行動……命運。」值得深思。

有一個小故事：幾個小朋友說起他爸爸偉大。甲說：我爸爸有一個朋友久病死了，他家爲醫藥花光了錢，無法辦喪，爸爸捐購棺材幫忙埋葬，該是「解囊相助」的榜樣。

乙說：我爸爸有一個朋友病得很重，眼看要死了，爸爸爲他找到一位專家診治，結果痊愈了。眞是「救人一命」。

丙說：我爸爸有一個朋友身體不好，影響工作，爸爸給他解釋衛生的知識，保健的方法，他照做以後果然慢慢恢復了健康，全家歡喜。這也該算「助人」吧。

還有一個小朋友丁遲疑半天說：我爸爸也有不少朋友，他們注重健康，常常談論飲食之道，保養之方，鼓勵運動，因此都難得生病。我想這是「互助」的結果。

假如你是評判，如何評分？

按:

	戲劇性	時　間　性	方　式	意義、價值	評　分
甲	大	太晚（死後）	金　錢	小	
乙	中	及時(將死未死)	人　力	中	
丙	小	稍早（微病）	知　識	大	
丁	無	太早（無病）	知　識	大	

關於糖的代謝，美國的一個專家研究小組經多年工作後，發現胰島細胞分泌的四種激素調節糖分，它們具有複雜微妙並與其他各種因素關連的作用，所以胰功能障礙——糖尿病——也是來自許多原因。（按:難得科學家能够率直承認「許多原因」。）

日本京都大學的研究人員 1989 年發現：有一種蛋白質（酶）專司糖代謝，而這種蛋白質只有在運動的情形下，才會發生作用。換言之，只有在運動狀態這特殊蛋白質才做糖代謝工作，不運動時就停止工作。

這是個重要消息，我們終於看到科學實驗證實：運動與營養及組織的關連。運動不僅是爲了久遠未來的「延年益壽」，實在爲了此時此刻的新陳代謝、熱能所必需。

另外不少研究證實，纖維與血糖關係密切，多吃纖維對糖尿有效。

也許有一天終於發現：生活的所有因素對糖代謝都有關連。光氧水，營養，運動，情與智，淨與息，每個生活要項都有相關。

〔五〕 維生素與礦物質

維他命是行之多年的名稱，從音譯看屬上乘，但從意譯看「維生素」則恰如其分。

維生素與礦物質，並不在營養三要素之內，但是假如缺乏它們，則人體複雜微妙的生化工程難以運行，生命之火無從發光。

適量在這裏亦極重要。假如因爲缺乏某種維生素或礦物質，就大量攝取，最後結果多半害多利少。先與專科醫師請教商量誠爲必要。

事實上每一種維生素或礦物質常與其他因素關連運作。例如老年常見的骨質疏鬆症（腰痛、骨折），其原因是骨質中鈣的大量丟失，即嚴重缺鈣。這時如大量攝取鈣片，會生效而治癒？不會，甚至過多的鈣造成的副作用首先致害。原來，鈣與磷關連，而它們又與維生素D關連，而維生素D又與陽光關連；而這一切運作必須在新陳代謝正常良好的情形下才能順利，而新陳代謝的運作需要血液流暢，這又需要波動狀態，因而適當的運動成爲基本條件。

假如你對這些複雜的關連情況感覺頭痛，就跳過這一節，以後如有興趣再回頭看這一部分。

現代科學及醫學對維生素及礦物質的研究和理解，還在創始階段，分門別類的研究實驗已有不少，而綜合整體的分析論證並不多見。如果你遇到矛盾的說法，對立的論點，並不足奇。

維生素有兩類：①是水溶性的，如維生素C及B；②是脂溶性的，如維生素A、D、E。

水溶性的，容易隨著水分流動、排出，所以很少會因過量而中毒；但脂溶性的維生素，因爲不溶於水，所以過量時難於排出，存積體內以致中毒，對於兒童尤應注意，疏忽可以致死。

維生素及礦物質含在植物或動物體中的，可稱爲有機性的，而人工製成的可稱爲無機性的或合成的。有機性的易於吸收，性能適於人體，只在不得已時才用合成的無機性藥丸製劑。

幾乎所有的營養學者及專科醫師都主張：首先要妥當安排日常飲食，尋求營養均衡齊全，就不必另外攝取藥片；只有在某些嚴重症狀時，才考慮使用製劑。

維生素礦物質在人體的生化工程中複雜微妙，難以描述完全。在這裏只能分項列舉，簡單介紹。

1. 主要維生素（A、B、C、D、E）

1）維生素A

晚上駕車出事，多與視力關連。夜間視力只有白天的1/2左右，如果缺乏維生素A只剩 1/4。但駕車習慣（速度等）難以改變，遇到突然情況就應付不及。

視覺必需維生素A協助。看電視眼睛累，對陽光敏感，戴上墨鏡才舒服，到黑暗處視力驟減，都可能是一種徵象。其實不必等待出現症狀，應該經常攝取關連食物：胡蘿蔔、南瓜等黃色菜蔬水果最好，綠色菜蔬也不錯，動物性食品如黃油、蛋黃，含量很大。

維生素A的另一重要功能，是人體細胞膜需要它，尤其黏膜組織缺了它不能運行正常，容易感染、發炎，久後並可能導致腫瘍。例如呼吸系的鼻腔、咽喉、氣管、肺氣囊，情況極明顯，每個人都可以試試看。

維生素A在腸中必需與脂肪溶合才能吸收，否則就順路排出體外，並且它與維生素E及B也有相當關連。

自然的食物中大多含有維生素A，但含量都有限，不會多到中毒，但在劑丸中含量甚高，必須小心過量問題（曾發生兒童致死事件）。

2）維生素B

維生素B像是一個大家庭，15個兄弟姐妹分工合作，職司各異，卻又互助互補，有無相通。所以討論缺乏某種維生素B導致什麼病，會令人走入迷魂陣。

維生素B的主要來源，是人體腸內的微生物，它們靠腸中營養繁殖，同時也供應這些維生素B給人體利用。這些微生物的養料似以脂質爲主，所以攝取適量脂質是需要的；相反的，消炎片、抗生素對它們乃是生存威脅。有些人以爲吃點消炎片抗生素是有病治病、無病消災的妙法，並不正確，除非萬不得已，絕不可濫用。

維生素 B 溶於水，由血液帶送全身，每個細胞都會平均地接受利用；多餘的通常並不貯存而隨尿排出，也因此不會因過多而中毒。

從前，米麥等穀類都是粗碾，保留著胚芽，因此維生素B等許多養分得以保存，雖較白米白麵略爲粗糙，但營養齊全。

設法吃些糙米或全麥麵粉是明智的，如果辦不到，也應該買點胚芽吃吃以做補充。另外在豆類、堅果、酵母等許多食物中含量也不少。

維生素B羣的功能多得不勝枚舉，其主要工作，似爲協助人體組織對於食物的消化、吸收、利用；進而安排蛋白質、脂質及糖質各得其所；尤其對於糖質轉化爲能基，及細胞新陳代謝有特殊作用。它與膽固醇的利用有關連。最後，新陳代謝產生的廢料（丙酮及乳酸等），由它協助予以處理排除。

3）維生素C

近幾個世紀，西方「物質文明」征服世界的交通工具是船。在船上工作的船員常因缺乏新鮮菜蔬而患壞血病。可是中國船員很少生此病，故頗受歡迎。其中秘密是飲茶及豆芽使他們獲得維生素C。今天大英帝國的國旗不再「永無落日」，但有太陽的地方卻都有中國人後代生存，這是飲食方法適當的結果。

在1754年就有人著文介紹檸檬汁可防治壞血病，但是維生素C的知識普及還是近年的事情。缺乏維生素C會令血液發生問題，故亦名「抗壞血酸」。全身強韌的部位如關節中的軟骨、細胞膜及血管組織、牙齦、各處靱帶及骨骼都由一種特殊膠質構成，即結實而富彈性的「結締組織」——它就是維生素C與鈣的合作品。

近年來發現維生素C的效能實在廣大，甚至令人感覺神奇。受到感染的病人，給與維生素C後，病況好轉復原加快。維生素C對濾過性病毒或普通病菌引起的疾病，全都有減輕的效力，例如痛風、關節炎、胃或十二指腸潰瘍、感冒、風濕熱以及扁桃腺、前列腺、耳、眼、鼻等部位的發炎，都會減輕痛苦。

維生素 C 還被認爲可以防止或治療化學物質中毒，它對鉛、溴化物、砷、苯等顯出解毒效果。

它對過敏症狀也表現良好效能，例如鼻過敏、氣喘、蕁蔴疹、濕疹等，給與大量維生素C後，減輕了痛苦。甚至對於毒藤、毒草、毒蛇、毒蜘蛛等的毒傷，也顯出了緩解作用。

美國醫學會刊有一篇文章指出：阿斯匹靈的強酸性會傷損胃腸甚至出血，而含維生素C的食物可予緩解。（按：空腹時宜避免任何酸性藥品，因阿斯匹靈及其他酸性藥品導致內出血甚至死亡者，屢見不鮮。）

維生素C並不產生能量，但卻可以防治疲勞。在兩組士兵的實驗中，吃過維生素C的一組，長途行軍後，雖稍疲勞但恢復迅速，腿不抽筋；另一對照組（未吃維生素C）則感覺非常疲勞，經過幾天後才恢復，且腿部多有抽筋情況。疲勞的產生是由於人體活動時糖代謝產生的廢料（丙酮及乳糖）所致，缺乏維生素C顯然淸除費時。

美國一位克蘭納醫師，對病人使用維生素C治療具有甚多經驗。很多病例，如腦膜炎、腦炎、肺炎、猩紅熱等，使用抗生素無效者，經注射或服用維生素C後，高燒漸漸減退，食慾轉佳，逐漸痊癒。

克蘭納醫師認爲維生素C是「最好的抗生素」。還有一位醫師經多次使用後說：「如果世界上眞有萬靈丹的話，那就是維生素C。」

克氏對於極嚴重的病患，也曾試行注射維生素C，有些無望的肺炎患者竟被救回了生命。他對嚴重灼傷的病人施用同法，效果也顯著，痛苦迅速消失，新組織生長較快。對關節炎重症患者用大量劑維生素C也曾獲得效果。經多年臨床實驗，他發現維生素C比任何藥物都安全，且有效。

這位資深醫師的誠實性無可置疑，但他的治療報告並沒得到醫學界應有支持，理由是無法設計同樣實驗，重複相同效果。

然而推崇維生素C的報告繼續不斷。簡單列舉有如:

①防阻致癌物質硝酸胺（nitrosamines）在體內形成。

②加強白血球對細菌、病毒、癌細胞的識別及消滅能力。

③減低血液膽固醇。

④減低血液中的脂質。

⑤幫助治療腫瘍，減輕癌症痛苦。

⑥提高免疫抗體的功能。

⑦緩解緊張壓力帶來腎上腺分泌液組胺（histamine）之毒性作用。

⑧與維生素B_1及硒或氨基酸（L-cysteine）協同緩解氧化過程。

⑨與其他水溶性抗氧化物連合時，可增強其力量。

⑩可減低血液中不正常的血凝塊。

⑪保護皮膚，少生皺紋，老年人尤其需要。

……………………………

……………………………

諾貝爾獎兩次受獎人包陵（Linus Pauling）博士到晚年轉而對維生素C極感興趣，著論很多，推崇備至，主張大量攝取，有益無害，認爲善用維生素C可延長壽命12～18年。

但是美國食品及藥品管理局始終保持審慎態度，對於大量維生素C

的功能從未認同，至今仍維持每日攝取量爲 60mg 的古老規定。主要理由就是尙未得到可靠的實驗結果。

關於維生素C的爭論，乃是現代醫學界最有趣的公案之一。

對於這個問題，我們的看法想法是：

①維生素C本身是否具有那樣廣大的治療效能，一時難以證實；

②但是它與水溶合時，可以大大增強水本身的功能，即：

ⓐ載運作用：載送養料來，輸運廢料去。

ⓑ溶媒作用：人體生化工程需要，尤其新陳代謝、營養的組合。

ⓒ潔淨作用：清洗細胞及血管中的廢污。

水的這些功能重要無比，人體組織運行不可或缺，在維生素C協助下似更增強作用。

③體內適應調節抵抗修補能力（即免疫抗體，或稱抵抗力）在這「好水」的協助下，可更發揮力量。於是乃形成了諸多「神奇」效果。

從上述推論重新檢查那些維生素C的效能，則較易理解。以此推論爲基礎的實驗研究，將可證實其中奧妙。

維生素C與水有關連，日常生活中可以經驗到。運動勞動出汗後口渴想喝水，同時也想喝橘子汁或任何水果汁，顯示需要維生素C，假如你不攝取維生素C會一直感覺口渴不止。

在炎陽下曬久，常感覺口乾舌燥，如果喝點水並補充點維生素C，會感覺舒服，果汁也特別香甜。

吃下一頓烤炸食物之後，也常有類似感覺和經驗。

有人在憤怒惱火之後也會感覺口乾舌燥，因此補充水分和維生素C，也有同樣效果。

感冒時全身發炎發燒，感覺火氣大，適時補充水分與維生素C，會感覺火退病輕。近年許多感冒藥併用維生素C是有根據的。

其實，任何不適，都可以用水分和維生素C予以緩解減輕，有利無害，尤其在初起時。

維生素C是水溶性，易於排泄，卽使大量攝取或服用片劑，也不會中毒。不過它是酸性，會令胃不舒服，偶而也會腹瀉，值得留意，不要空腹服用。

依據上述推論，可以了解維生素C並非萬靈仙丹，但是它能够協同水分發揮非凡作用，減少病痛，增進健康，因此可以說：人人天天都需要它。

當然，有機的自然的最好：水果柑橘類，蔬菜尤其綠色的含量較多，豆類發芽時生成維生素C，但動物性食品不含。

維生素C不耐熱，所以保存宜低溫冷藏，燒煮不宜過火。

水，在人體中極端重要，而水獲得維生素C合作時，可以發揮非凡效能，所以最好的水是帶有維生素C的水，新鮮果汁及菜汁值得推薦，尤其菜汁不含糖分卻有葉綠素，格外有益，只是味道稍差，需要習慣，或者放點蜜或糖亦可。

當感覺火氣大時，體內體表發炎時，抵抗力弱時，傷口難於癒合時，試試每天飲兩杯菜汁，經3～5天當可見效。

現行清涼飲料，多爲化學物料調製而成，名氣大得驚人，實際害多益少。假如依據上述原則設計研製新型含維生素C的飲料，有利無害，增進健康，更可獲利。

4) 維生素D

人體皮膚是由一層油脂保護，陽光照射可使這油脂轉化爲維生素D，皮膚吸收備用。洗澡可洗掉一部分，如用香皂可能全部除淨。

維生素D與體內的鈣、鎂、磷等礦物質合作，對骨骼、牙齒具有決定性影響。尤其對幼年的成長更是關係重大。

維生素D是脂溶性，不易排泄，必須注意「適量」，以免過量中毒，用接受陽光的自然方式就不會過量。英國有一時期爲嬰兒特別給與4,000 單位維生素D劑，結果不少嬰兒因過量中毒而死。

年紀增高後常見的骨質疏鬆症（腰痛、骨折等），就跟維生素D有關，不過值得注意的是與鈣、鎂、磷、陽光、運動都有關連。

並且維生素D的功能尚需維生素B羣的協助，才會活潑有力，否則顯得衰弱無力。

除上述各項關連以外，與其他礦物質（或微量元素）似乎也關連密切，例如與鉀、鈉協同調節體液（細胞內外水分）以及內分泌（消化液、激素）等。

通常難得缺乏維生素D，只要①經常接觸陽光，②少用鹼性皂洗澡。

5）維生素E

早年在實驗中發現：營養不當而喪失生殖能力的老鼠施與一種物質後，恢復迅速；於是稱它爲「生殖醇」——實卽維生素E。

在畸型兒家庭的研究中，原先以爲是「遺傳」，後來發現：夫妻攝取維生素E後所生子女都很正常，不再出現畸型或智能障礙。

孕婦缺乏維生素E則胎兒常有貧血現象，後來進一步發現：不僅嬰兒，任何年齡如缺維生素E都呈示類似情形。並且對於這種紅血球受損症狀補充鐵質，毫無用處，甚至更壞。其實這不是因爲缺鐵所致，而且過多的鐵質會更破壞維生素E。

維生素E不僅對紅血球如此重要，它對肌肉同樣重要。嬰兒頭部不挺、坐站困難（卽肌肉軟弱），或中高年肌肉疼痛、身體軟弱，常有關連。

太空人早先飛行幾天回到地面後，呈現衰竭、貧血現象。經研究發現：他們的紅血球大量傷損，是太空艙內氧氣過多所致。又進一步發現：如維生素E足够，則可保護血球細胞，如缺乏則細胞中的不飽和脂肪酸亦受氧氣損傷。

另一發現：人體內維生素E越少，則需要氧氣越多。在動物實驗中，將氧氣逐漸減少後，未供應維生素E的一組，均都死亡；而供應了維生素E的另一組，均可耐受而不死。

人如果有足够維生素E，處在稀薄的空氣中仍能保持清醒、舒適。運動員及登山者，如給予相當量維生素E，耐力可延長更久。

通常把這些情況理解爲：「維生素E可降低人體對氧的需要量」。

比較周全的理解應該是：維生素E與氧的運作具有關連，在氧過多時，它保護人體組織（尤其紅血球）免受過氧傷害；在氧過少時，它也提供保護作用，使各組織不致立卽受缺氧傷害。這個機制好像平凡無奇，但是它關連健康卻非同小可。

人體60兆細胞全都需要氧的供應。萬一缺乏維生素E，則細胞膜的不飽和脂肪酸層易受傷損，於是細菌、病毒、過敏原等容易侵入組織，帶來麻煩——從輕微的頭痛，到發炎，甚至腫瘍。

事實上每個細胞膜的形成，以及其內遺傳因子（DNA、RNA）都少不了維生素E。再進一步就牽涉到細胞變異（瘍癌來源）的問題。

有些實驗顯示：維生素E缺乏時，血液呈凝結傾向，細胞容易解體；進一步這又牽涉到血管傷損、栓塞、硬化等問題。這都是心、腦血管疾患的起初情形。

充足適量的維生素E不但對上項情形有助益，並且減少腎及肝受損機會。尤其農藥以及防腐劑等盛行的今天，更爲緊要。

維生素E是脂溶性，尿中不會排泄，但是因爲經常都在消耗，所以很少發生過量中毒情況。當然，如服用劑量過多也會下瀉，就應當暫停。

本來在食物中並不缺維生素E，但近年粗麵粉改爲精白麵粉，糙米變爲精白米後，在其胚芽中的維生素E都被排除，可惜得很。

在豆類穀類及堅果的油脂中本來也含量豐富，但是現代加工過程的高溫、氫化、精煉等方式，也大量破壞維生素E。

今天富含維生素E的食物有如：堅果、米麥胚芽、非精煉食油、全麥麵粉、糙米等。如果這些都有困難，也只好服用丸劑了。

重要的維生素就是A、B、C、D、E五種。爲留一個鮮明印象，試將它們簡化歸納如下：

①維生素A：與光・暗・熱・寒有關，細胞膜尤其視覺及粘膜需要它。

②維生素B：與新陳代謝、糖代謝有關，營養的組合利用需要它。

③維生素C：與水的作用有關，增強其效能，提高免疫功能。

④維生素D：來自陽光，協助微量元素（鈣鎂與骨，鉀鈉與體液）。

⑤維生素E：與氧的作用有關，保護組織，調節氧的效能。

其中，A、C、E具有抗氧化作用，天天時時刻刻爲保衛你而工作，最好能常常記起它們。

假如你：

畏光畏暗或怕熱怕冷，可思索維生素A是否適量？

消化不良營養不良疲勞倦怠，可思索維生素B是否適量？

血脂血壓偏高，發炎生瘡，可思索維生素C是否適量？

骨質弱，關節痛，痙攣，煩躁，可思索維生素D是否適量？

欲免缺氧過氧的傷損（血管、內分泌），可思索維生素E是否適量？

2. 維生素與預防疾病

1989年10月在倫敦舉行了世界性的「抗氧化維生素與預防疾病」會議。300 多專家的討論總結是：「維生素C、E及A，確實可以預防許多疾病，例如心臟病、癌腫、動脈硬化、動脈炎、白內障等等。」

維生素E保護細胞膜，對抗脂質過氧化，預防動脈粥樣瘤（脂肪塊）、動脈粥樣硬化以及高膽固醇等，以免傷害組織。

維生素C對細胞內容的保護，更是微妙多端，它的益處不勝枚舉。

維生素A在植物中通常爲其前身形式「胡蘿蔔素」，在黃色、橘色、綠色的水果、蔬菜中存在，由人體組織將它轉化成維生素A，對於呼吸系由咽喉至肺部有明顯保護作用。

人體組織在通常的生物化學反應中，產生過氧化物，即所謂的「自由基」(free radical)，由氧氣以及外界因素如輻射、污染（菸煙、車煙）或某些藥物所形成。它們可帶來不少麻煩：血液組織的表皮傷損、關節發炎、衰老加速、肺部障礙等。

然而體內的維生素A、C、E可以個別的或連合的對抗那些過氧化物，以免細胞受其傷害，故三者被稱爲「抗氧化物」。它們在無形中默默地爲你我的健康——預防疾病而工作。

生命的維持需要抵抗力——調節、適應、抵抗（或免疫抗體）、修補等各種功能，然而如果缺了抗氧化物的協助，我們的抵抗功能也將疲弱無力，難以發揮效能。

動員智能去照顧這些無名英雄，比尋覓仙丹靈藥還有利於健康。中國最盛王朝唐代君王就有好幾位，因服仙丹而寃枉地結束了生命。

3. 礦物質——「微量元素」

據國際輻射防護委員會資料，構成人體的各種元素依次排列爲：

氧(O)、碳(C)、氫(H)、氮(N)，爲主要元素，合佔人體的96%。

其次下列各項爲微量元素，依次爲：

鈣(Ca)、磷(P)、硫(S)、鉀(K)、鈉(Na)、氯(Cl)、鎂(Mg)、鐵(Fe)、鋅(Zn)、銣(Rb)、鍶(Sr)、銅(Cu)、鋁(Al)、錫(Sn)、碘(I)。

四個主要元素以碳原子的千變萬化爲中心形成大分子的有機體。從小型的氨基酸到大型的蛋白質，構成了生命的起源與發展。

至於「微量元素」通稱「礦物質」，數量甚微，到了近年才發現，它們在人體中扮演的角色原來相當重要。它們不僅僅是死死的「礦物」而已，在組織中它們表現活活的有機性的作用。

法國原子研究中心的科學家們，開發了精微的量度工具，在這方面做了不少有意義的工作。他們發現:

人體中最多的「金屬」乃是鈣、鉀、鈉、鎂；鈣竟有1,200g之多。不僅是人類，其他動物以及植物也都類似。這些「金屬」滲入在細胞中，控制組織機能，調節組織波動（例如心、肺、胃、腸及大大小小的血管），推動神經傳導等等。

次多的「金屬」有鐵、銅、鋅、鎳，存在於酶（酵素）及蛋白質中，爲微妙的化學反應提供能基。

這些科學家對於鐵、碘、鋅等 15 種元素，已經做了仔細研究，了解不少其生機功能；並且對鉻（Cr)、釩（V）等極微量元素也在開始。他們發現銅能够提高抵抗疾病的能力，鎂可以減少疲勞及頭痛，並且認爲如果了解得多些，就可以應用微量元素對付許多疾病。

例如: 經多年比較心臟病死者與車禍死者，發現前者動脈管壁的鉻少於後者，換言之，鉻之減低表示心臟危險增高。

硒（Se）具有抗氧化作用，防衛人體組織，對抗某些疾病，尤其癌症。針對這一點，他們發現: 癌患者血中硒的指數較低。細胞從變異發展到腫瘍，至惡化癌變，可能要經過數年，所以量度硒的指數，當可了解癌的進行情況，而且如及時補充硒，或可阻止癌的發展。

1）鈣、鎂、磷

鈣是人體最多的微量元素，骨骼及牙齒都以鈣和磷爲主要材料，而它們又與鎂具有密切關連。身體每一部分都有鈣和鎂的存在，在腦神經中都有它的踪跡，所以缺了這些元素不僅影響骨和牙齒，也會導致情緒和智能低落。幼年少年發育期需要較多鈣、鎂。

近年因爲：①遠離陽光——維生素D減少，故難於吸收鈣、鎂；②運動減少——影響新陳代謝，減低運用能力；③加工損失——穀類及豆類的加工精製過程中減損了胚芽這營養部位；④化學肥料影響農作物營養偏枯；所以導致缺乏鈣鎂情況。

鈣鎂在大豆與其製品以及綠色蔬菜中都有，骨頭燉湯、小魚連骨是好方式，當然牛奶中多，堅果也好。

磷，在現代食品中逐漸增加，反有過多之虞，值得了解。

鈣、鎂、磷與維生素D互相關連，而維生素B似亦有關，大家合作最好，配合不當就會影響整個全體。

現代常見的骨折、腰痛及老年的「骨質疏鬆症」就是在這些關連因素的交互影響下產生的，所以單純的補鈣不能解決問題，必須了解透澈，注意關連因子，才能避免自己和親人遭受麻煩。

2）鉀、鈉、氯

這三種微量元素的主要功能：①調節體液不離中性，否則偏於酸性或鹼性均將致病。②控制組織的水分含量。③藉體液滲透壓力之差，使腸中養料滲入血管，使血液滲入細胞中。④構成內分泌液的重要成分，例如氯是胃酸之成分，鈉爲腎上腺素不可缺少。

鈉和氯，由調味的食鹽（NaCl，卽氯化鈉）足可供應，而且現代加工食品大多含有鈉，故容易過量；但早先卻是難得的營養，故至今人體還仍傾向於保存它，故易過多，只有出汗時才隨汗排出一部分鈉；氯爲水溶性，易於排泄。

鉀在青菜、水果、穀類、堅果及肉類中，均含有相當份量，一向不缺，故人體已習慣於把多餘的排泄。不過近年因穀類精白而受到損減，且食品中鈉量驟增，以致影響鉀鈉均衡。

吃鹽多的地區，高血壓者多，心臟病、中風亦多，這是食鹽中鈉成分積存體內過多的惡果。如今爲避免鈉過多之害，除了減鹽外，應儘量避免加工食品（幾乎全部都含鈉），例如罐頭食品、立溶食品、快煮食品等，至於蕃茄醬、火腿臘肉、鹹魚、醃菜更不在話下了。

3）鐵、鋅、銅、碘、硒

鐵是紅血球中血色素的重要成分。植物如葉綠素被人體消化吸收後，由酶將它轉化爲血色素，其方法是將葉綠素中間的鎂分子換上鐵分子卽可，外形仍舊不變，顏色由綠轉爲紅，稱爲血色素，它的任務就是携帶氧分子交給細胞，然後帶走二氧化碳等廢料回肺部釋出。可見植物葉綠素及鐵分，是造血工程的重要原料，爲了血液淸新，綠色菜蔬是不可缺的。

因缺鐵引起的貧血症，紅血球指數往往正常，只是缺少血色素，因而影響氧的供應，致感覺四肢無力、頭暈眼花、呼吸急促、心跳急速、面色蒼白、疲勞倦怠；因腦部缺氧，致思維不淸不爽，經常忘東忘西。

食物僅限於白米、白麵、白糖則容易缺鐵；相反的，糙米、麥胚芽、酵母粉、粗紅糖、肝及腎臟、杏及蛋等很多食物都含鐵質。

鋅，人體每個細胞都有它存在，它與遺傳因子 DNA 及 RNA 有關，它對蛋白質及酶的合成有關；因此它與細胞的正常繁殖不可分，它對疾病的抵抗及恢復有關連。

本來蔬菜及堅果中，含鋅量豐富，可是化學肥料的大量施用，似有影響；貝殼類含鋅極豐，是可取的來源，不過要注意其污染情形。

銅，在不少酶系統中佔有地位，對於腦及神經功能有關，有助於骨及結締組織的生長。

在穀類豆類中含量足夠用，有些綠葉蔬菜也含有。不過綠色的銅銹卻爲巨毒。

碘，喉部氣管兩旁的甲狀腺分泌激素，需要碘，才能夠調節身體熱能，對於成長、發育、壯弱有密切關連。除甲狀腺外，腎及卵巢也需要碘協助。

極度缺碘時，甲狀腺會腫大，脖子變粗。甲狀腺功能亢進或不足，都影響正常生活，所以經常吃點含碘食品——海產食物尤其海藻。進步地區，食鹽中規定加碘，是一個德政。對於輻射傷害，碘似有防護作用。

硒，具有抗氧化功能，是抗氧化酶的重要成分。人體組織中凡有高度不飽和脂肪酸處，也必須具有高度抗氧化酶，以防阻不飽和脂肪酸轉化爲過氧化脂肪。

硒具有抵抗細胞變異功能，而與維生素E合作時更加有效，比它們分別工作效果更大。

在大蒜、海藻及菇類食品中含量相當多。

〔六〕纖維素與葉綠素

——有需要無熱量的植物素

纖維素在食物中的地位，是近年剛剛被發現，原先以爲它毫無價值。現在了解：它是消化吸收過程中的調節者，可使血液尤其膽固醇維持適當標準，減免許多「成人病」——心腦血管病、糖尿病、腫瘍等問題。

糖尿病是難以治癒的，但現在發現增加攝取纖維素可以預防，而且病症輕微者亦可痊癒或改善病況。

有些專家將營養分爲三類:

1）建築工作——蛋白質、礦物質。

2）調節工作——維生素、纖維素。

3）能基熱量——碳水化物（澱粉和糖類）、脂質。

可見纖維素的重要性。在「開發國家」中，由於食物中漸減纖維，以致不少疾病驟增，如糖尿病、肥胖、結腸癌、便秘等。每年美國人用於「輕瀉劑」的錢以億元計。

纖維實際上就是食品植物的表皮或細胞膜，通常存在於葉菜、花菜、籽實菜、瓜果菜、水果、豆類、豆莢類、穀類、堅果中。但是穀類因加工去皮而減損纖維，蔬菜清洗時常將葉莖去掉，水果削皮也損失。

由生菜配合的沙拉近年頗流行，通常以爲這就足够攝取纖維質、維生素、礦物質。其實這是誤解，因爲在沙拉中用的生菜多爲淡色蔬菜，這只是一半，另一半必需的是深綠及黃色蔬菜。

另外値得注意的是薯類——馬鈴薯及甘薯等，除纖維及澱粉外，多含維生素B、C，礦物質，且有耐熱性——加熱亦不損失，並易貯藏，四季可以利用。

葉綠素，也是植物性食品——蔬菜的成分，至今尙未受到重視。如果了解到紅血球的血色素與葉綠素在構造上幾乎一樣，就可以推想葉綠素是何等重要。

紅血球的作用之一，就是從肺氣囊中取得新鮮氧分子並載送到每個組織每個細胞中去。負責這個重要機能者，就是紅血球中的血色素，它與植物葉綠素的構造幾乎完全一致，僅有的差別是葉綠素中間是一個鎂分子，而血色素中間換了一個鐵分子。血的紅色其秘密卽由此而來。所以爲了造血——製做品質優秀的血液，葉綠素不可缺少。對於貧血患者給予葉綠素後，造血機能趨向活潑，效果顯著。

葉綠素尚有觸媒作用。人體內複雜的化學反應順暢進行，就是依靠酶的工作，它的巧妙作用才是生命的基本因素。而在這個過程中不可缺少的就是觸媒工作，葉綠素正是這個觸媒作用的重要份子之一。

現代人尤其忙碌的知識分子，越來越減少葉綠素的攝取，其累積結果值得警惕。有一位留美博士回國任教，爲了衛生理由討厭原始肥料種植的蔬菜，儘吃美國的加工精製食品。後來他不僅損失了個人的健康，連整個家庭都毀了。個人、家庭、社會都受到不可挽回的損失。所以高深的學問，仍然需要生活健康知識爲基礎。這就提醒我們，基礎的教育，國民教育有多重要，也值得隨時改進。

人體的健康，不論是體能、智能或是情緒，都要求整個細胞正常地新陳代謝，因此血液的清新乃是重要條件。爲了維持清新的血液，「光、氧、水」顯屬首要，營養——蛋白質、脂質、糖質、維生素、礦物質都有其重要性，另外纖維質爲了清腸不可或缺，而葉綠素是紅血球血色素的原料，格外緊要。

爲了避免或者預防「心腦血管疾病」、「腫瘍」、「情緒障礙」、「過敏體質」，需要一些條件，而第一條就應該是血液清新。

日本已出現「天然葉綠素」的加工產品，有些顏色鮮美漂亮其實是著色料（銅）施用結果。最安全又合用的還是蔬菜中的葉綠素。

〔註〕：準備丟掉的蔬菜莖葉，都含有大量葉綠素及維生素C等，倒是值得利用。洗淨後用打果機做成菜汁（單一的或複合的都好），也是最廉的「好水」。吃不完可以冰起來明天吃，怕苦味可以加點蜜或糖，怕涼寒可以加點奶粉，嫌纖維粗可以濾掉一部分。

〔七〕吃法・食道

——幾個古老的觀念和習慣

到今天還有人喜歡引用二千多年前的古語「民以食爲天」。在當時這句話是正確的，農業文明時代，不少人在飢寒交迫中保全生命，誰能解決「民食」誰就該是「天子」。這個君王專制制度，經過那麼多年始終未能帶來進一步發展，致使中國人一直爲溫飽而勤儉辛勞，朋友見面先問「吃飽了？」該是明證。

如果還有人喜歡那個「固有文化」，別人無權反對，但是我這一票要投給「工業與科技文明」。不管你喜不喜歡，我們大家都走向或走在這個陌生新奇的文明中。

在這個現代文明中，「食」的重要性不是「天」，而僅是生活的一部分，另外還有住、衣、行以及工作、興趣、嗜好、休暇活動等。沒有人再爲「食」擔憂，要求「速・簡」，節省時間，不爲燒飯做菜浪費時間。不過食物是構成身體的材料，又是一切活動的能源，營養必需均衡，所以應當由「智能」參與管理。

現在既由智能參與，那些飢寒時代的觀念或習慣，就需要某些修正。例如：

1）「吃得飽」，不再必要。有太多的東西可吃，還怕吃不飽？這「飽」感就是胃腸表示不能再容納了，顯然超過了「適量」。那些多餘部分通常捨不得排掉，而設法保存，這種「儲備機能」，在嚴冬來臨之前，或婦女懷孕之後，都是必需的，也是「常態」。故肥胖在古年是「福」，當可理解。但今天既有冰箱可存，實比帶在身上方便，而且這些營養常以脂肪方式儲存，影響身裁體型，活動不便，久了對健康有害。

所以這個「飽」必須修改，要在飽之前停下來才理想，換言之，還在「香」的時候告一段落，否則吃到飽滿就太過了。如果你認爲這樣合理，就須修正小時候養成的習慣，可以感受更多的滿意。對於子女最好是依此原則進行飲食教育，以免終生爲過食受罪、受損。

我們提議「吃好」代替「吃飽」這個塡滿肚子的過時又粗濕的觀念。因爲吃飽招致過食，營養偏失，熱量過剩，消化不良，進而導致肥胖、胰腎傷損、血脂血糖血壓偏高等問題。

「吃好」應該是：

①吃的種類周全，營養均衡。

②配合適當，不過不缺。

③常常更換，不儘吃同一食物。

④細嚼慢嚥，吃出滋味。

搶著吃，是饑餓的遺風惡習；只知「甜·鹹」是「味盲」，味道的無知者，其實每一食品都有它的不同風味。

⑤滿意了，卽可停，而不必到飽滿肚漲才停。過飽後再加水果、甜點、就是累積傷害。如習慣難改，可試先吃水果。

〔註1〕：吃好，可免倒酸漲氣，可免消化藥品，可減血糖血脂問題，肝膽胰都會愉快。

〔註2〕：「吃好」與「節制」、「八分飽」不儘相同，強行控制情緒，其「反彈」、「彌補」更可慮。如眞的愛吃就吃個够吧。

2）「色、香、味俱全」是中菜的最高要求，是「上菜」、「好菜」、「名菜」。其實這三者都屬「感覺」範圍，究竟有限，常不可靠。現代文明提供的食物知識多得很，早已超出這個感覺範疇，所以必須讓智能來參與評判好壞。

色香味都是表現於外的東西，至於食物內容如何，例如營養是否均衡？衛生清潔是否合於標準？化學添加物如何？鹽糖會不會太多？過飽和及過氧化脂肪是否太多？熱量對你是否太多？在這些問題上，「智能」要做出判斷，並提議吃多少。

爲自已和親人的健康，實在需要新的食物及營養知識。假如過去疏忽了，現在趕緊設法，今後務必留意，不要讓「感覺」專斷飲食大權，而要讓「智能」參與工作。

3）「愛吃什麼就吃什麼」，似乎是千古不易的定律眞言，但在科技文明的今天，從新的知識看來這並不够。因爲「愛吃」屬於情緒部分，實在有限，很多未曾經驗的東西無從「愛」起，但卻可能是必需的營養物，從過去經驗中挑選出喜愛的，當然範圍狹窄。營養要求均衡、適量、不偏、不過，如果你儘挑愛吃的，就太偏，哪裏會均衡？所以要請感覺和情緒（愛、惡）讓出一點點路來，給理性知識（智能）參與這關連全身命運的重大工作。換言之，飲食不僅僅憑喜愛，還要合理適量，以免傷害身體，吃苦受罪，麻煩醫師。這正是現代「食道」(diet)的主要原則。

4）「節儉」的美德，在那飢寒的社會和時代中，當然無可置疑，但在豐裕的現代文明中，就失去了它的至上尊嚴，甚至被年輕人遺忘了。告以「粒粒皆辛苦」，他們聽不懂；「浪費招天罰」，好像是開玩笑。多少「代溝」因此產生，多少「親情」因此損傷。

在飢寒中人人都會節儉，而在豐裕中如不隨和就是老怪物。入鄉都要隨俗，進入這個現代社會當然更該隨俗了。

例如：蛋白質尤其肉和魚，容易腐敗，毒性強烈；脂質尤其稀油（不飽和脂肪）過久或加熱易氧化，傷害組織；米、豆尤其花生常有黃麴霉素，可致肝癌；這些東西都該丟掉。假如你「捨不得」而偷偷吃下去，就等於慢性自殺，如果讓別人吃下去，就等於慢性殺人。還是放明白些吧。

5）「主副食」「飯・菜」的界限，逐漸不切實際，而蛋白質、脂質、糖質（澱粉及糖類）等觀念逐漸顯出重要性。

從前主張多吃飯少吃菜，現在講究營養間的比例適當。現代知識提醒人們，脂質比例過高，是心臟疾病的主因。美國政府有鑑及此，提倡減低脂質比例後，果然效果顯著。

6）「食物相尅」的說法，在中國流傳既廣又久，有些藥書亦有記載，究竟眞假，值得追究。

有一組中國營養專家將所謂「相尅食物」180 組進行了硏究，並將其中最常見最易混的食物選擇了14組，例如：葱與蜜，花生與黃瓜，蟹與柿，香蕉與芋頭，青豆與飴糖，牛肉與栗，松花蛋與糖，鼈與莧菜，魚與荆芥等，加以仔細檢査。

初步檢驗分析結果，沒有發現互相對抗或轉化毒性物質。然後用各組食物飼養動物，亦未發現異常。最後，實驗者親自試食各組食物，均無中毒現象發生。

因此他們斷定，相尅之說沒有根據。

不過値得注意的是，各種食物本身的情況，例如：螃蟹多生長汚水處，易受汚染；蜂蜜如含混有毒植物花粉，可能中毒；花生的黃麯霉素毒性極強；有些人對於蝦、蟹、魚及鳳梨、蠶豆等會發生過敏現象。

7）吃飯做奬懲標準——餵孩子吃飯常遭遇 拒絕或不專心吃的麻煩，於是罵他不乖，威脅利誘，疾言厲色，「再不吃不讓你玩」，「乖乖吃給你糖」，「趕緊吃，去買玩具！」……等。雖然可以達到餵飯的目的，但卻傷害了孩童的食欲功能。因爲小孩還沒有「智能」來決定行爲，只依食欲決定吃或不吃，這本來是正常的，如果讓這食欲順利發展，以後飲食自有一個軌道。但由於大人的引導和「教育」，就會走向一個不同的方向：「乖孩」或「好孩」就是聽話多吃飯，而抹殺食欲指示的；相反的，不乖的壞孩子就是偏偏不吃，沒有奬品絕不吃飯，當他摸淸這是抵抗的好武器時，再想改正爲期已晚。

「好孩子」以後一生都可能爲過食及其衍生結果受苦：肥胖，消化系問題，……

「壞孩子」會一生利用這個武器，也許爲偏食及其衍生結果受罪：營養不良，情緒障礙，……

食欲機能不容損傷，但是我們或多或少都是在這樣的教育中長大成人，所以自己注意心理校正當有益處，至少今後對孩子或孫子不該繼續重複這種教育了。

〔八〕關心自己的體重

關心自己的體重，是個好習慣，因爲在成年人穩定的體重表示穩定的健康狀況。相反的，體重如連續增加或減少，常暗示不尋常情形。如面臨嚴多或妊娠，自應增加少許，否則就有問題，最好查清楚問題出在哪裏，不論增或減。

巴西這個南半球的大國眞是缺點甚多，優點也不少。每個藥房門邊都有自動體重計，你可以自由免費上去看看自己的體重，眞方便。

多年來「標準體重」一直是：

（身高—100）×0.9＝體重 Kg 〔女性：（身高－105）×0.9＝
CM
體重〕

這辦法簡單方便，可是不大準確，對於骨骼粗大或細小者都不妥當。

我們依據美國保險系統的身高體重資料並加入肩寬，估算列表如下，或可補正傳統方式的毛病。當然，這是創試，歡迎惠予證實或修正。

身高・肩寬・體重表

身高CM（脫鞋）＼肩寬 CM（直線寬度）	25	26	27	28	29	30	31	32	33	34	35	36	37	38	39	40	41	42	43	44	45	46	47	48	49	50
130	30	1	2	3	4	5	6	7	8	9	40															
2	1	2	3	4	5	6	7	8	9	40	1	2														
4	2	3	4	5	6	7	8	9	40	1	2	3	4													
6	3	4	5	6	7	8	9	40	1	2	3	4	5	6												
8	4	5	6	7	8	9	40	1	2	3	4	5	6	7	8											
140	5	6	7	8	9	40	1	2	3	4	5	6	7	8	9	50										
2	6	7	8	9	40	1	2	3	4	5	6	7	8	9	50	1	2									
4	7	8	9	40	1	2	3	4	5	6	7	8	9	50	1	2	3	4								
6	8	9	40	1	2	3	4	5	6	7	8	9	50	1	2	3	4	5	6							
8	9	40	1	2	3	4	5	6	7	8	9	50	1	2	3	4	5	6	7	8						
150	40	1	2	3	4	5	6	7	8	9	50	1	2	3	4	5	6	7	8	9	60					
2	1	2	3	4	5	6	7	8	9	50	1	2	3	4	5	6	7	8	9	60	1	2				
4	2	3	4	5	6	7	8	9	50	1	2	3	4	5	6	7	8	9	60	1	2	3	4			
6	3	4	5	6	7	8	9	50	1	2	3	4	5	6	7	8	9	60	1	2	3	4	5	6		
8	4	5	6	7	8	9	50	1	2	3	4	5	6	7	8	9	60	1	2	3	4	5	6	7	8	
160	5	6	7	8	9	50	1	2	3	4	5	6	7	8	9	60	1	2	3	4	5	6	7	8	9	70
2	6	7	8	9	50	1	2	3	4	5	6	7	8	9	60	1	2	3	4	5	6	7	8	9	70	1
4	7	8	9	50	1	2	3	4	5	6	7	8	9	60	1	2	3	4	5	6	7	8	9	70	1	2
6	8	9	50	1	2	3	4	5	6	7	8	9	60	1	2	3	4	5	6	7	8	9	70	1	2	3
8	9	50	1	2	3	4	5	6	7	8	9	60	1	2	3	4	5	6	7	8	9	70	1	2	3	4
170	50	1	2	3	4	5	6	7	8	9	60	1	2	3	4	5	6	7	8	9	70	1	2	3	4	5
2		2	3	4	5	6	7	8	9	60	1	2	3	4	5	6	7	8	9	70	1	2	3	4	5	6
4			4	5	6	7	8	9	60	1	2	3	4	5	6	7	8	9	70	1	2	3	4	5	6	7
6				6	7	8	9	60	1	2	3	4	5	6	7	8	9	70	1	2	3	4	5	6	7	8
8					8	9	60	1	2	3	4	5	6	7	8	9	70	1	2	3	4	5	6	7	8	9
180						60	1	2	3	4	5	6	7	8	9	70	1	2	3	4	5	6	7	8	9	80
2							2	3	4	5	6	7	8	9	70	1	2	3	4	5	6	7	8	9	80	1
4								4	5	6	7	8	9	70	1	2	3	4	5	6	7	8	9	80	1	2
6									6	7	8	9	70	1	2	3	4	5	6	7	8	9	80	1	2	3
8										8	9	70	1	2	3	4	5	6	7	8	9	80	1	2	3	4
190											70	1	2	3	4	5	6	7	8	9	80	1	2	3	4	5

——體重 KG（去鞋，容許輕便衣褲）——

△上下波動幅度爲±10%；如超出±20%，應屬異常。

例:	身高 CM	肩寬 CM	體重 KG
Ⓐ	160	34	依表→54(±10%)
Ⓑ	170	36	依表→61(±10%)

△計算方式: 體重 (KG)$=\left[\frac{1}{2}$身高 CM＋肩寬 CM$\right]-60$

依上例: Ⓐ$\left[\frac{1}{2}(160)+34\right]-60=54$KG

Ⓑ$\left[\frac{1}{2}(170)+36\right]-60=61$KG

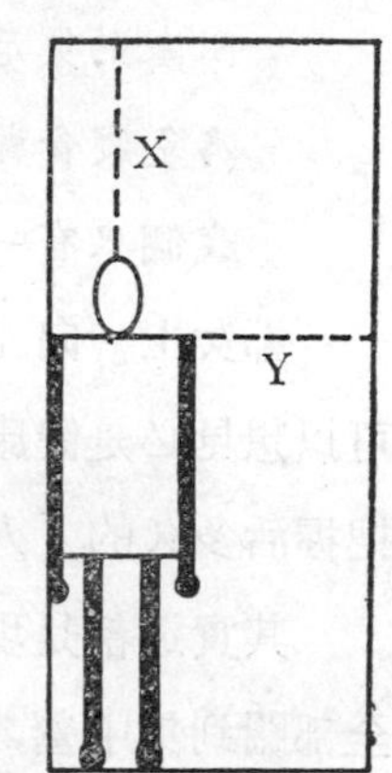

〔註 1〕：本表已將肩寬計算在內，故男女可通用。年輕女性可以減 2 kg。但生長中的幼年及少年不能適用。

〔註 2〕：利用門框自量身高肩寬方法：

身高＝門高－頭上空間(x)

肩寬＝門寬－肩旁空間(y)

〔註 3〕：設計一種簡便「身高・肩寬・體重計」，當可暢銷。

體重偶而波動是常見情況，但連續數月上升或下降，即應思索原因何在。首先檢查生活各要項，予以改善；必要時做個健康檢查並請教專家。

正常的飲食通常不成問題，唯有多餘的熱量卻要注意，例如啤酒或糖菓就會積存，因它胖了就該停一停，等瘦回去以後再吃。不要讓這些贅物穩定在你身上。

稍微胖些不是壞事，但如積存過多過久，脂肪尤其中性脂肪及膽固醇會爲非作歹，傷損血管，要堅持：1）經常的運動，2）順暢的排泄（含出汗）。

〔九〕食物的選擇

鄭寶娟女士的〈健康 Mania〉一文，清新有趣，令人印象深刻：

> 這批「新人類」日益擴張版圖，像中世紀的韃靼人那般到處滋擾鄰人的安寧，早已衍生成另一種公害，有必要籲請公眾留意，適時加以圍堵，以保家國平靖，子孫康安。……
>
> 他們會告訴你：秋刀魚含水銀，草蝦帶硼砂，皮蛋灌了鉛，香腸火腿臘肉海蜇皮裏有防腐劑，蔬菜水果一律難免農藥的殘餘；吃多了海鮮會得尿酸症，吃多了肉品則難逃膽固醇過高造成的血管

阻塞的災厄。……

爲免寢食難安，草木皆兵，……爲了永保身心康安，長命百歲，

我們只有一個選擇：敬而遠之。

鄭女士一向「吃得飽睡得好」，要「一口氣活到二十一世紀中葉」可以想見必是健康、年輕，當然難以想像那些「吃不好睡不好」，也無把握活多久的「人類」，也就無從同情同感了。

其實這都是現代文明帶來的痲煩。即使把所有的「健康 Mania」全部關到集中營，空氣污染會消失？農藥可以免用？工業廢污能够清除？食品加工不必防腐？人體吸收營養及排泄廢物機制可自由操作？內分泌系統可隨意調節？

否則，擾人安寧的事體總是存在，不論你喜歡與否。問題是如何適應這個情況。

這些痲煩都發生在美國等世上最開發、最豐盛的國度，而不是在非洲等飢餓邊緣的地方。太多新奇食品令人眼花撩亂難於取捨，想用簡單的傳統方式（鼻與舌），顯然不够用，於是必需智能參與協助，以便明瞭優點缺點以及效能害處。

在落後的貧乏社會，只要設法塡飽肚子就好了，不必傷什麼腦筋；而在進步的科技社會中，就必需勞動智能來幫忙選擇所需所要，因此，簡單的喜惡不够用，而需複雜的「關連思考」。尤其有了家庭或者到了中年，爲了親人爲了自己，也只好痲煩腦上層做點事了。

「選擇」是根據知識和了解來做決定，所以首先必需要對於食物增加認識。把許多零碎知識連繫起來綜合判斷，才是關鍵。

營養或污染，常常是諸多因素互相關連的，很少是個別單純的。需要運用智能以迎接這個挑戰。

選擇，當然要包括許多方面，例如：

①內容、營養：太多加工過程，減損養分，接近自然狀況，可能好些。

②鮮度、污染：包裝方法進步故少腐敗，但冷藏及防腐劑卻影響鮮度；過久則脂質易氧化；化學添加物也的確值得留心。

③均衡、周全：照顧到食物的多樣性、變化性，不能全依喜好，甚至偏好。不能以「省事」「省錢」爲藉口而馬虎草率。

④顏色漂亮，常爲著色劑的表現，多半有害。快煮或者立溶，多爲鈉的功能，等於吃鹽，宜算計一下。

⑤然後就是價格的比較與數量的決定了。

前述的〈健康 Mania〉或者「營養憂鬱症」的人，天天爲營養煩惱，爲熱量擔心，記掛卡勞里。在 70 年代特別多，80 年代也不少，其實太過火的提心吊膽，並不合理，很可以從這憂鬱的泥沼中走出來，輕鬆地生活。（請繼續讀下去，我們有所交代。）

〔十〕食物的配合

美國是最豐富的國家，但卻不是最健康最長壽的國家。尤其心臟病等所謂「成人病」來勢凶猛，人人提心吊膽。

美國國會「營養特別委員會」動員了大量專家，化了二年時間進行調查研究。結果發現：肉類與動物脂肪以及砂糖的過量攝食，蔬菜尤其綠黃色菜的攝取不足，這不均衡的飲食乃是成人病增高的主要原因。

對於這些疾病，藥物治療效果不大，因此改以飲食爲中心而注重預防。推行 10 年後，心臟病及腦中風的死亡率減少了20%，顯示食物的配合與健康關連密切。

1975～77年美國國會公佈的調查報告要點爲：

1）澱粉質應佔全熱量主要部分。

2）脂肪不宜太多，尤其動物性脂肪。

3）膽固醇，要小心，少吃動物性食物。

4）糖類不要過多，注意加工食品中的含糖量。

5）鹽，每天 3～8g 爲度。（按：茶匙滿爲 5g。）

另外，還提示了幾個注意事項：

①水果、蔬菜、穀類應食用未加工者。

②綠黃色蔬菜及豆類，應多攝取。

③根菜類（薯、芋）有益。

一位日本專家估算日本人平均熱量來源爲：

澱粉	蛋白質	脂肪	註
68% ～ 57	12% ～ 13	20% ～ 30	愛吃魚的老年人 愛吃肉的年輕人

上列數字與中國人情況可能較近，值得我們參考。

美國加州長壽研究中心提倡「LRC 食譜」以對抗心腦血管疾病、糖尿病，並降低膽固醇及高血壓，效果明顯：

LRC 食譜比例

澱粉	蛋白質	脂肪	註
80%	10%	10%	

〔註〕：穀、豆類等未加工的自然食品，佔全熱量80%。糖——治療期禁用，預防時可少量。鹽亦有限制。

英國皇家醫學調查會議的專家們研議提倡的「H.F.C 食譜」，也是爲降低血糖、膽固醇、中性脂肪而設計，其比例亦類似，並另加麥麩或米糠。

HFC 食譜概要

澱　　粉	蛋　白　質	脂　　肪	註
70～80％（利用未加工的穀類及薯芋等）	10％	最多10％	1)砂糖及酒越少越好 2)麥麩米糠 5～15g

由上述各項資料，可得幾個原則:

①動物的肉（含動物蛋白及脂肪）不能吃太多。

②糖、鹽不可用太多（問題在加工食品中的含量）。

③穀、豆類應爲「主食」（未加工者）。

④蔬菜（尤其綠黃色及根菜）及水果，應多吃。

「熱量」的計算，事實上對專家都不簡單，普通人更不容易。如果眞要精確，勢須攜帶著電腦隨時計算統計。並且我們攝取的營養有兩種作用，一是組織養料（細胞組織成分，以蛋白質及部分脂肪爲主），二是熱能材料（運動、工作、保持體溫所需熱能，以糖質及部分脂肪爲主）；前者依年齡及體重而有差別，而每天的需要量變動較小，後者依職業、活動情況而有差別，且每天需要量變動較大。

所以僅依「總熱量」計算法顯然不够合理，且易造成營養偏失。在團體生活例如學生宿舍、軍營、醫院、老人院等，單純的熱量計算設計方式必須注意營養均衡及個人差異。

普通家庭或個人生活者，那個古老而又常新的食欲機制，仍可依靠，不過食欲只管總量，不太管內容或配合問題，這就必須「智能」協助。假如在幼年期食欲受到太多的扭曲壓制，問題就變得極傷腦筋了。

隨著年齡遞增，中高年人的運動減少，代謝減慢，耗熱量亦遞減，故攝取熱量亦須隨之遞減。如繼續喝酒（熱量大）吃肉，就是給自己累積麻煩。

美國營養專家戴蒙（Dr. Harvey Diamond）的研究指出，要想吃的舒適，要想年輕健美，有三個原則：

原則1 吃水分高的食物

在蔬菜及水果中有品質良好的大量水分，它有極大重要性：首先，它是營養的輸送工具，維生素及礦物質大都溶解在水中帶送到腸中然後被吸收利用。其次，這些水分將營養卸下後，再把廢物收集處理排泄。

〔註〕：讀者當可記得：這帶維生素C的水，其效能不僅是「輸送」而已。

原則2 適當地配合食物——動物蛋白質與植物澱粉要分開吃

動物蛋白質（包括一切肉、鷄、魚等以及其製品）需要酸性消化液；而植物澱粉（例如麵包、麵條、米飯、薯芋類、穀類製品）需要鹼性消化液。而酸性與鹼性會互相中和，所以蛋白質食品與澱粉食品同時吃入胃中，消化就困難，拖延很久。因爲酸鹼兩種消化液彼此中和，誰也不能發揮良好的消化功能。於是不消化的蛋白質會腐敗，而不消化的澱粉則發酵，結果是倒酸、脹氣、燒心、放屁、胃疼，只好求救於消化藥、制酸劑……。所有這些藥只能暫時減少痛苦，但不解決問題。許多食道專家營養專家都不在意此中道理。

消化有問題的人，只要試試就會明白。假如想吃塊肉或鷄或魚，把它做好配個喜歡的菜蔬。假如覺得還需要澱粉質（米飯、麵包、麵條），當然可以，不過要提前先吃，或者過一會再吃，就是不要同時吃。

食物配合看起來簡單，但效果可不小。因爲消化得快，消化得好，所以吸收也又快又好，讓胃減少痛苦，增加效能，自然減少疾病，增加健康。

原則3　水果的正確吃法

1）水果味美而脆弱，只應該在它新鮮、成熟時吃。只有新鮮水果對身體才有益處，罐裝的煮蒸的，或任何加工的，在胃中都會發酵，變成酸性且具有毒性成分。

再者，新鮮的水果及果汁可清潔體內有毒廢物。

2）水果應在空腹時吃，不要與任何東西同時或接連吃。

傳統的習慣是與食物同吃，或做飯後甜點來吃。但是普通食物消化時間長，水果則短，如果一起在胃中，勢必要等大家一起慢慢離開胃，這樣就使水果容易發酵，彼此都不利。

他指出：不可在吃飯時喝水飲湯，沖淡消化液，影響消化功能。可在起床後立即飲一杯水，然後在每餐前5～10分再飲一杯，這樣可增加唾液，有助消化。

他認爲「生理週期」應予尊重：

①從上午至下午——飲食、工作週期。

②從傍晚至黎明——吸收週期。

③從黎明至上午——排泄週期。

因此，在吸收及排泄週期中（即傍晚至上午），不宜吃份量重的東西。

他也倡導多吃活的東西，如水果、蔬菜、芽苗、堅果、種籽等；相對的減少熱熟食品，並以新鮮果菜汁代替人工飲料，以便組織功能改進，消化的更好，吸收的更快，排泄的更順。

動物性食品尤其大動物的肉類，許多人喜歡，但會帶來不少問題。

戴蒙博士的研究結論是:

動物性食品是高蛋白食物，價錢最貴，消化最難，而吃下的卻常常超過身體需要。其實，正是這個高蛋白常常讓人生病。原因是:

血中膽固醇過高，關節炎等與它有關。所以美國癌症協會、世界健康組織、美國心臟學會、美國國家健康學院等重要機構，都建議人民減少動物脂質及膽固醇，而增加攝取植物纖維質。

膽固醇是動物才具有的，植物生命中卻不存在。人體是由肝臟每天製做 2,000mg 供應各部門需要。假如人類不吃動物及動物性食品，就不會發生膽固醇過多問題。動物蛋白質提高血中膽固醇，而植物蛋白質則降低它。如欲減低膽固醇，就須減少動物性食品而增加食用蔬菜水果。膽結石的主要成因也是來自這個膽固醇。

在膽固醇水平低的社會中，心臟病也少。動物性食品中的飽和脂肪，也提高膽固醇水平，也就增加心臟病的機會。

動物性飽和脂肪也是高血壓的原因，當食物中的飽和脂肪減少時，血壓也跟著降低。

尿酸是痛風及腎臟尿酸結石的來源，而低蛋白食譜可以改善或預防這些情況。

蛋白質是最難處理的食物，有的人腎或肝過勞而腫大。這些腎肝功能損傷的人，經改用低蛋白食譜後，都表現了戲劇性的改進。

北歐挪威、瑞典、丹麥三國長達 30 年的研究結果指出: 牛奶與關節炎具有明確關係。

另有許多研究也證實: 心臟及關節炎患者減少乳製品後，症狀立刻改進。

同時，低脂肪高纖維的食譜，對糖尿病患者也可減少因素林的需要。耳鳴有時也是高脂動物食品的結果之一。

癌症　今天可以確切斷言，動物性食品乃是許多癌症的主要原因。例如：結腸、乳房、肝、腎、前列腺、睪丸、子宮及卵巢等癌症。

結腸癌是個顯明例，半個世紀前就有不少研究報告提示，它與動物性食品的明確關係，但一般人未曾注意，等到雷根總統爲了結腸癌遭受麻煩後，大家才忽然注意到這個事實。於是美國癌症協會終於宣佈：結腸癌可藉良好食譜而預防。事實上，老早就有不少研究證實：動物脂肪及高膽固醇食品與結腸癌有高度相關。同時另一方面，許多研究證實，高纖維食譜可預防結腸癌。這正反兩方面的研究，應該是够清楚了。

人類的生理構造表明，我們是穀菜食者而非肉食者。我們的牙齒是適於穀菜食而非肉食，唾液成分與肉食動物完全不同，人的唾液中含有專爲消化穀類的酶（酵素），肉食動物就沒有，它們的唾液是高度酸性以便對付蛋白質；人的唾液是鹼性以對付澱粉；肉食動物其胃分泌的消化液酸度10倍於人類，以便消化蛋白質。肉食動物還有一種大量排出膽固醇的能力，而且還有對付尿酸的酶，我們的肝臟則自做膽固醇，不需另外攝取，卻不會製做尿酸酶，故常爲尿酸積存受苦，越吃肉越危險。

消化管道亦有分別：肉食者短，僅有其胴體的三倍左右，因爲肉類易腐，且腐爛後毒性強，故需迅速分解排泄，腸道不可太長。相反的，以植物爲食者，其腸道都很長。大約爲胴體的 8 ～12倍，因爲植物消化需時較多，不易腐爛且毒性輕，故可用較長時間從容消化吸收。消化管道長的人類，吃肉時也必須經過全部管道，故免不了「自家中毒」。這累積的自家中毒可以解釋許多「成人病」或「慢性病」的來源。

事實上，人體蛋白質不是從動物肉直接變來，而是以氨基酸爲原料由人體自行製造的，這些原料氨基酸在蔬菜及水果中都有。

「牛奶是最好消化最多營養的食品」這個現代神話，不可盲目相信，以免上當。

不喝牛奶會缺鈣？會得骨質疏鬆症？會骨折？這是錯誤的。請先瞭解骨質疏鬆症的眞正原因：

1）缺乏運動　由廢用性退化，肌肉與骨骼都會漸趨軟弱。當你恢復運動，肌骨立即吸收營養，轉趨強韌。對於骨質疏鬆症的病人（多半是老人），現代專家開的處方不再是鈣片或牛奶，而是「運動」！

2）動物性食品（尤其乳品）　50年來已有幾十種研究報告指出蛋白質過多是鈣流失的重要原因，爲避免骨質減損，必須減少每天肉類攝取量。大量喝牛奶或吃鈣片並不見得會吸收，反而可能積存體內傷害組織。鈣與脂肪（膽固醇）對血管形成硬化原因；鈣在皮膚形成皺紋，在關節中形成關節病痛，在眼球中可致白內障，在腎中形成腎結石，經常吃鈣片的人，値得小心。

3）缺少陽光　因而缺少維生素D，這時新陳代謝過程中無法利用鈣。所以每天接觸些陽光，比吃鈣片或喝牛奶好得多。

4）制酸劑　中和胃液酸度，就影響鈣的吸收，且制酸劑多含鋁，它使鈣流失，故長期服用胃酸藥者必須留意。

5）烟、酒、咖啡因、人工飲料、鹽　如果過量亦影響鈣的作用。

綜合上述可以了解：不是牛奶防骨折，而是合理的生活方式——常常運動接觸陽光，小心肉食和制酸劑，節制烟酒飲料，才會帶來健康避免麻煩。

戴蒙博士的這些主張已深受美國人注意，他的幾本著作已成爲暢銷書。

美國癌症協會推薦的「食道」，要點如下：

①多吃高纖維食品，例如蔬菜、水果以及全粒穀類。

②深綠及深黃的水果蔬菜，富於維生素C及A，要常常記起並攝取。

③鹽漬的，煙燻的，含硝的食品，都要小心節制，不能常吃。

④減少脂肪攝取量（從動物油脂減去）。

⑤避免過胖。

並且指出這是「防癌之道」。

我們的想法：

在這豐富的時代，大家回頭吃素食恐怕辦不到。禁戒既不可能，考慮「適度」「適量」應該行得通。卽以不傷害腎、胰、肝功能爲度，要求血脂（膽固醇）、血糖、血壓正常。高年者自不待言，中年人宜斟酌漸減肉食，不忘血液情況，青年人亦避免過嗜肉品。

向來糙米黑麵青菜蘿蔔，叫「粗糧」，精米白麵鷄鴨魚肉，稱爲「細糧」。吃粗糧是含辛茹苦不得已，一旦有辦法，當然要吃細糧。這個傳統觀念，今天遭遇挑戰。但是慣吃細糧的人忽然要改爲粗糧，實在不容易，於情也不合，人生目的就是「吃點、喝點」的人，簡直失掉了人生意義。

假如超出「粗・細」觀念，進一步從營養均衡觀點仔細審察，情況可能有所不同：米麵精白後缺少了重要的營養——胚的養分；所以設法尋購胚芽吃吃，以爲補充。並且鷄鴨魚肉缺乏纖維質及葉綠素，維生素及礦物質，所以常吃點蔬菜水果，以爲補救。

爲了唯一僅有的生命著想，這是不能輕忽的，等到肝、腎、胰受傷損出毛病，或者抵抗能力消失，那可是吃虧太大。

嬰兒吃母奶或奶粉、牛奶其實都是動物性食品，然後在生長過程中改換植物性食品。這種轉變可視爲漸進的：

食物比例遞變例

		幼年期	青年期	中年期	高年期	註
1	動物性食品 %	100→50	→35	→20	→5	從少年起每10年減5%
	植物性食品 %	0→50	→65	→80	→95	增5%
2	動物性食品 %	100→20	→15	→10	→5	從少年起每30年減5%
	植物性食品 %	0→80	→85	→90	→95	增5%

〔十一〕食物的調製——調味・葱蒜薑

1. 調味

顏色本來只有三種原色紅黃藍，而現在已調配出百種以上的彩色，我們的衣服及用品不再僅用單調的原色，給生活平添不少情趣。

食物有五味：甜酸苦辣鹹，自古至今沒有改變，調配亦極簡單，多在用原味。今天的調味幾乎是鹽糖霸佔天下，假如三原色可調百多種顏色，那麼五原味應可調出更多種味道，盼望調味專家有所發明。

做菜高手就是能把味道調得適當可口，而不是淡而無味或死鹹死甜。

現代營養學注重營養的分配及熱量的計算，而不大注重調味和製做，但不能否定這一方面的重要性，一道色香味全美味可口的菜肴，實在是一種藝術，可給人生增添樂趣。

爲改變這鹽糖獨霸局面，似可從兩方面開始：

1）欣賞嗜試各種食品本來味道（「原味」） 巴西人在米飯中加

鹽、油，否則吃不下，中國人就會欣賞米的原味，那獨特的香味，如加鹽或油就弄糟了。外國人常在茶中放糖，也把茶的淸香弄壞了。饅頭就是吃的原味，可是麵包總是加些鹽糖等佐料。外國人喜歡青菜生吃不加佐料，中國人卻自古習慣燒熟並加佐料，從前因寄生蟲卵及細菌等考慮，燒熟卽消毒，確有需要，今天似可予以改進，卽使需要燒熟，佐料亦可少放，試試原味。尤其對孩童應當讓他們自小練習欣賞原味，以免成爲鹽糖的俘虜，不能自拔。

2）活用其他味道　口味重者原因有二：一是營養缺乏或不均衡，設法改善就好了。二是體內鹽分較多，如無足够鹹味就感覺沒味道，唾液也不出。辦法是減鹽 3 ～ 6 週，情況就會改變，以後如太鹹反而不習慣了。

菜中所加佐料，不限於鹽與糖，大可活用其他佐料，例如試用酸味，在法國、意大利、西班牙料理中常用蕃茄醬調味，檸檬或醋也屬常用，另有風味。也可以試試辣味，胡椒用處就很多。外國醬油(sauce)比中國或日本醬油含鹽少，但是味道並不壞。

2. 鹽的功過

鹽是由鈉與氯組成，氯是消化液成分，鈉則存在於血液及細胞間液中，與細胞內的鉀維持平衡，使新陳代謝進行順利。通常在食物中用於調味的食鹽，本來足够身體所需，可是許多食品的加工大量用鹽或鈉，例如：鹹魚、鹹肉、鹹蛋、鹹菜、火腿臘腸、豆腐乳等用有大量的鹽，如果經常愛吃天長日久當然過量；還有發酵粉、蘇打粉等，你不感覺但都是鈉；在黃油、乳酪、麵包、麥片、罐頭食品、沙拉醬、蕃茄醬、脆餅、鹹餅乾、洋芋片等加工食品中，都含有鹽或鈉，立溶快煮食品以及抗酸劑、頭痛藥、輕瀉劑等大都含有鈉，每天不知不覺中攝進的鈉難以計數。這些鈉過多過久可能傷損腎功能，形成高血壓、甚至心臟病、中風的原因之一，變成可怕的東西。

其實鹽（鈉與氯）是人體需要成分，故有保存傾向，如攝取過多，才變成傷害因素。平常人體每日需要鈉量1.1～3.3g。鹽以茶匙盛滿約爲5g，其中含鈉約2g，因此鹽 3～8g 中即含有人體所需鈉量，換言之，每天食鹽$(1\pm\frac{1}{2})$或$(\frac{1}{2}\sim1\frac{1}{2})$茶匙爲適量。因爲鹽隨汗排出，故鹽量的波動應隨出汗量的波動，出汗多時需鹽多，出汗少時需鹽少。所以在冬季少汗時，以及中高年人少動時，自當減鹽，値得留意。

鹹菜鹹魚的嗜食習慣，加工食品中難以覺察的鹽與鈉，都值得研究改善。

3. 葱、蒜、薑

做菜最喜歡加葱蒜薑做佐料的，大概就是中國人，在飲食上日本人雖然接近我們，但也較少使用。

過去以爲這些佐料只爲提味去腥而已，沒有什麼「營養」，現在愈來愈發現它們不僅能提味，實在還有不少益處。

美國癌症協會公佈的一項調查研究指出：由美國和中國學者合作訪問了1,700位山東省居民（其中 1,100 位爲普通正常人，600 位爲癌患者），發現多吃葱蒜的人罹患胃癌的比率明顯低少，同時發現不同種類的葱或蒜，其效果沒有差別。

在美國喬治亞洲有一個郡出產脆甜葱頭聞名，當地居民患胃癌率僅爲全國平均數的$\frac{1}{3}$。

美國《婦女雜誌》有一篇文字，推崇葱蒜爲抵抗疾病的利器：對心臟病及血管硬化甚至癌症都有功效，而且不像藥劑潛伏危險副作用。能降低血壓，且可增強細胞的抗病能力，促進健康。

蒜辣素（allicin）是葱蒜特殊氣味的來源，就是這一物質具有對付疾病的效能。實驗顯示，它可預防心絞痛及中風，減輕動脈粥樣硬化。此外它也具有類似抗生素、殺菌劑及消炎藥的效能，減輕感冒的症狀，對抗過敏及關節炎。

大蒜中富含維生素及礦物質。葱中的高單位硒具有預防癌症尤其胃癌的功效。西方古老文獻中卽載有葱蒜的功用，爲當年盛名的羅馬軍團重要食物之一。

日本大阪市立大學副教授渡邊正寫了一本《大蒜健康法》，重版多次顯受歡迎。書中介紹日本及德國學者的分析研究，例如著名補藥「阿利那命」就是起源於大蒜研究，其創始者京都大學的藤原元典博士等找到蒜抽出液與維生素 B1 的相關，終於製成新藥。

有名的“Mr. Germanium”，工學博士淺井一彥曾用老鼠實驗「鍺」(Ge, 卽 Germanium) 的制癌效能，他曾分析比較鍺的含有量(PPM):

大蒜 754，　訶子 262，　山豆根 257，

枸杞子 124，　薏苡仁 50。

訶子、山豆根是中國自古腫瘍癌瘤的驗方，其鍺含量僅及蒜的$\frac{1}{3}$。

他列舉蒜的效能: 增強體力、精力，克服感冒、胃腸病、失眠、結核、癌、糖尿、便秘、更年期障礙、寄生蟲、腿疲、神經痛、風濕等，並且防止水銀中毒，具有美容效果及防寒防暑作用。在外用方面，可治療痔瘡及香港腳，蒜炙對於神經痛、風濕痛以及腫瘤有效。他的說明都有科學依據，不是「驗證」而已。

對於吃蒜後發出的怪氣味，他列舉辦法如下:

①加熱熟吃。

②限制食用量（1天1小粒），最好晚間吃。

③吃後立卽刷牙，清除殘渣。

④茶或咖啡含漱，或者吃雪糕、嚼水果。

⑤最後，淋浴或泡澡，用肥皂清除乾淨。

生薑，除做佐料外，向來被認爲具有「驅風、袪濕、散寒」效能。近年也陸續有新發現：

丹麥科學家的研究報告：生薑協助平衡減輕「暈動症」（暈船、暈機）。經對一千多海軍進行研究，薑可減輕頭暈、噁心、嘔吐，且無副作用。

英國科學家在一項動物實驗中發現：生薑能够大大降低血中膽固醇。

美國科學家發現用薑稀釋血液，效果理想。原因是生薑含有一種與水楊酸相似的特殊物質，而傳統的抗凝血劑阿斯匹靈就是以水楊酸爲主製成的，而且生薑沒有副作用。

更有趣的是西德科學家證實的新發現：薑汁能在一定程度中抑制癌細胞生長。

這三味古老傳統的調味料，看樣子前途還有發展，值得密切注意，尤其喜好動物性食品者，更應該留意其效能，似乎與你的健康息息相關。

4. **食物的製做**

留給你——對烹調有興趣者，去寫。

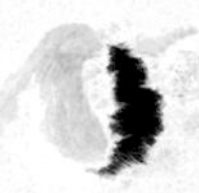

第四章　運動——生活要項之二

△新陳代謝順暢的條件

△組織機能盛衰的關鍵

生命起源於海洋，它從起初就是在波動狀態中出現、開展。今天，人體仍然需要並習慣在波動中進行新陳代謝及組織活動。

食物的消化，營養的吸收，血液的循環，都是在波動中進行。肢體任何部分休止後，幾乎立卽開始廢用性退化，人體組織與波動、活動、運動是關連的。

活動身體——運動，除了符合生理需要之外，還會令人感覺愉悅、舒適，也就是「幸福感」的起源。有的人因爲年事稍高，或財富稍多，肚腹積滿美味，肢體減少活動，於是連幸福感也失落了。如果不信，可以試試看：減少點美味，增加點運動——每天步行走路$\frac{1}{2}$～1小時。不久就會發現，活動身體竟會令人感覺滿意、充實，不僅在體能上，而且在頭腦上。運動使你對人對事對世界的看法有所改變，你跟自己彆扭跟別人過不去的情況漸漸減少，有一天偶然發現：花草樹木也滿可愛，行人面容不全醜陋可惡。

在現代文明中，有太多的生活利器爲你節省了時間，如果你肯，不難找出時間走走路，動一動。這不是損失了時間，而是安排了生活——健康的生活。

日本京都大學研究人員最近實驗發現：在不運動的狀況時，人體中專司糖代謝的特種蛋白質，不發生功能。血中糖分進入肌肉細胞需要特種蛋白質的協助， 在運動時它會增高， 否則減低， 以致血糖值難以下降，即使胰島素分泌正常，仍呈現糖代謝障礙現象。

這個事實具有重要意義，它說明運動是生命活動不可缺的一環。缺了運動就影響糖代謝，進一步就會損及全身。

不運動時糖代謝差，細胞缺乏能基(會感覺餓)，而血糖不消耗（會感覺渴想喝水以稀釋糖分），這種糖代謝紊亂勢將導致下列後果：

①細胞缺乏能基，感覺饑餓，想吃東西，過量進食之後，勢必趨向肥胖。

②血糖旣不消耗，再加大量進食，勢需胰島細胞拼命工作，以調節血糖值，如再加動物食品太多纖維太少，久後胰的四種糖調節功能，勢必傷損。

只有經常運動，才是辦法。

〔一〕 運動的分類

運動可依速度及耗氧程度分爲：生理需要的輕緩運動，鍛鍊體格的緊張運動，發展潛能的激烈運動。

1. 第一類

生理需要的，波動的， 連續的，輕緩的 。例如：步行、遠足、快步、體操、柔軟操、健身柔功（太極拳、新氣功）等。

這種運動人人需要，缺了這種最低限度的運動，將導致全身性廢用性退化。卽使在病中也需要運動，從前要「靜養」現在知道不可，久臥不動使新陳代謝差，可令全身退化。

2. 第二類

鍛鍊體格的，稍強稍速，較緊張。例如：慢跑、登山、游水、山林中健行、非比賽的球類運動、健身器械運動等。

對青年人（10^{+}＋30^{+}歲）極爲需要，對中年人（40^{+}～60^{+}歲）亦有助益，對於高年人（70歲以上）宜審愼從事，不必勉強。

3. 第三類

發展潛能的、激烈的、競爭的。例如：快跑、田徑運動、球類運動等一切競賽性運動。

此類運動超出「健身」範圍，由於常處於過度緊張狀態，可能增高血中 LDL 值，宜在教練或專家指導下進行。

本書中所稱運動通常限於第一類及第二類，而不包括第三類。

〔註 1〕：上項分類只是爲了方便，而不是絕對的。例如：步行是輕緩的第一類運動，但如日行 20 公里就成爲稍強的第二類運動，假如日行 50 公里就變爲第三類的激烈運動。

〔註 2〕：腳部健全爲運動不可缺，「扁平腳」（腳心滿）必須早期矯正，一方面注意營養（尤其蛋白質）及運動，二方面可試用矯正鞋底。

做父母的要注意兒女腳部，早期矯正容易，成年後則極困難，它會令人終生討厭運動而不自覺。

〔註 3〕：鞋的舒適亦爲運動不可少，要大小合適，軟硬合理。

從前工作分爲勞心者（坐）與勞力者（走、動），今天現代科技文明中大部分人整天都是坐著，從寫字間到工廠都是坐著用眼和手工作，坐車代替了走路。省力、省時當然是進步，但是減少了運動活動機會，於是腿腳的廢用性退化（或簡稱「廢萎」、「痿」）也就普遍化，一般化，尤其到了中高年情況更爲顯著。

這種廢用性退化，起先沒有明顯的症狀或痛苦，只是逐漸影響血流欠暢、代謝減弱，漸而機能萎縮、血壓增高。再加上其他生活方式（飲食營養、情緒智能、淨與息）欠當時，就慢慢累積「成人病」的原因。

把日常生活安排成「緩～急」，「快～慢」，「用腦～活身」，「緊張～輕鬆」等波動狀態，是明智的做法。在這「坐」的文明中，常常記起「走、動」，是合理的。當感覺些微頭痛腦暈時，與其吃止痛藥、頭痛散，不如去走走或動動，更有效果。如果感覺腿脹腳腫，與其吃消腫藥，不如經常不忘運動，更可治本。

這些常見的不適，都不是偶發事件，常常是血流欠暢、淤塞（簡稱「瘀」或肌肉衰萎「痿」）的徵象。你可以不理它，或者根本不在意；也可以警覺它是構成生命障隘的累積因子；這其間的差別將是今後健康與否的關鍵。

尤其中年或高年人這些瘀痿現象不是一朝一夕所致，而是日久年深累積結果，所以欲改進情況必須堅持方向長期作戰。當然，在日常生活隨時隨地做些小小運動也會有大大幫助，例如①踏步、②踏步拍肩、③甩手、④抖身、⑤按摩頭頸四肢。

〔二〕開始運動的程序

——假如你不喜歡這緩慢的程序，則應先找醫師做體檢——

1. 第一階

每天步行 30～60 分鐘(15分鐘約1公里，1小時約4公里)，1～2週後無任何異狀異感，則可進階。假如感覺氣悶、氣喘，或腿痠、腳痛，關節不適等，就繼續本階，直到異感消失，方可進階。

2. 第二階

每天快步30～60分鐘（10分鐘約1公里，1小時約6公里），1～2週後，參照上階決定是否進階。高年人可繼續留在本階。

3. 第三階

每天快步與慢跑間換 30～60 分鐘（15分鐘約1.75公里，1小時約

7 公里），1 ～ 2 週後進階與否與前同。假如心、胸、肩、背有痛感、壓迫感，則應回第二階或做個體檢。

中年人可留在本階，當然如果你感覺輕鬆舒適也可以進階。

4. 第四階

每天慢跑 30~60 分鐘（15分鐘約 2 公里，1 小時約 8 公里）。注意：任何異感都要追究原因，不可勉強，大意招失敗，小心常成功。

注意事項

①步行時，向前方擡高腳尖。可讓你的姿勢漂亮，有益關節。即由腳部帶動，而非由膝部或上身帶動。這種步姿減少摔跌機會，對於中高年極端重要。

②快步時，舉臂如同跑步姿，同時曲伸手指，有益末梢血管及神經，對任何年齡都好。

③慢跑時，呼吸方式很重要，順適與否影響全局成敗。通常鼻吸入，口呼出；如鼻部不暢可以鼻口併用。肺部缺氧固然難過，積存廢氣也不舒服，所以如何吸入呼出應當試著來，可能隨時都不同：1 吸 1 呼？2 吸 2 呼？或 1 吸 2 呼？2 吸 1 呼？或者 2 吸 3 呼？……設法找到最適於當時情況的呼吸方式，而且隨時可以改換。

手或拳的高度，通常爲胸高，如感覺累時可試腰部高度。

④運動時間，很多人以爲有早晨最好。其實也不盡然，可依個人情況斟酌決定。有一美國專家指出：傍晚時分最適於運動。午餐後利用午休步行一番亦未始不可。上午下午如有零碎時間亦可利用，這種「分批」、「化整爲零」的方式，對於大忙人、中高年、或病患者，正如同「少吃多餐」，說不定更好。

⑤「週末運動家」注意：假如你是中高年不宜過累，假如你肥胖、

血壓又高、再加吸煙，就必須特別當心，避免突然發生緊急情況，別以爲週末一次運動是萬靈丹。衷心建議你從第一階開始每天慢慢來，比較安全。

⑥出汗後，記著補充水分及維生素C，不能馬虎。

〔三〕運動與適度

運動爲新陳代謝所需，是肌肉關節及血液循環所要，缺乏當然不可，然而過度也不好，像營養一樣，它也要求「適度」。

奧林匹克世運金牌獎運動員，據非正式統計，他們平均壽命並不高，過激的緊張可能導致傷害。

相反的，樂隊指揮一般都健康長壽，這個職業需要活動手臂，這種第一類運動，顯然對他們健康有所幫助。

經常的第一類運動，及偶而的第二類運動，對於維護健康就已「適度」。有些運動專家主張的「運動強度」「運動量點」，對於青年期或可適用，不必人人都勉強照做。

1. 心率

運動適度與否，由脈搏可以看出來。脈搏又稱心率，卽心臟每分鐘搏動數，每個人可以自己計數，看著秒針按脈計數，15秒時跳數乘4，或30秒時跳數乘2卽爲每分鐘心率。通常安靜時每分鐘（70±10）或（60～80）次，稱爲「基礎心率」；如越出(70±20)或者50以下，90以上，應屬異常。運動時心率加速，但有限度，依各年齡組可忍受的最高心率各有不同，所謂適度的運動量應爲最高心率的60～70%，參閱附表：

各年齡組最高心率

年齡分組	最高心率（次／分）	60％	70％	80％
20⁺	200	120	140	160
30⁺	190	115	130	150
40⁺	180	110	125	145
50⁺	170	100	120	135
60⁺	160	95	110	130
70⁺	150	90	105	120
80⁺	140	85	100	110

20 多歲時以 120～140 爲適度，不要超過 160 爲宜。而 50 多歲時則以100～120爲適度，而不越過 135，至於更高年紀則更應減低，不可勉強。

超過最高心率的80％，時間一久對於心臟可致傷損，尤其中高年應當小心。在集體健行或登山時，自己要留意，領隊要提醒大家，做個短暫休歇常有效益。

心率與呼吸正是「息息相關」，因爲肺的工作（吸氧、排廢）與心臟工作（送氧、收廢）永遠配合無間，兩者波動速度比例通常爲 4︰1，卽心跳 4，呼吸 1。

運動時心率與呼吸加速是正常現象，而於休停時卽迅速恢復原來靜態頻率，所需時間約爲 5 分鐘。年齡愈高復原時間愈長，可達 10 分鐘左右，這是「通常」現象，卻非「正常」現象，經過一段鍛鍊後，也會漸漸接近 5 分鐘。假如超過 15 分鐘，最好查究原因何在。

2. 血壓

運動時全身組織增加活動，也就需要更多能基，所以消耗更多氧和糖及水分，因此心臟及血管必須加強輸送血液（氧、糖、水）至全身肌肉，換言之，要加快速度（心率、脈搏）並增加壓力（血壓），以便配合需要。所以運動時心率加快及血壓增高是自然的、正常的，而於休停後二者均應迅速復原；否則卽示潛在問題。

在運動前後量量血壓是好習慣，尤其中高年人更屬需要。現代家庭中除了體溫計，置備一套血壓計不算浪費。

先進自許的美國，很多人血壓高自己不知道，等到嚴重病症出現，經醫師檢診才發現原來是「高血壓」，又嫌時間太晚。

日本各公司工廠的集體檢診制度，比較容易查出問題，不少人這樣查出血壓高之後，因時間較早，常可適時接受措施，改善生活方式，預防了突然意外。

血壓標準：血壓隨運動及情緒波動而波動。但休息時卽應回到靜態標準——這時量得的血壓數值，就代表一個人的血壓情況。

一般通常的靜態血壓標準（mm/Hg）爲：

$\frac{105}{70} \sim \frac{120}{80} \sim \frac{135}{90}$ 卽 $\frac{\text{上壓（或最大血壓，心臟收縮期血壓）}}{\text{下壓（或最小血壓，心臟舒張期血壓）}}$

（青年）（中年）（高年）

請注意：上下壓的比例是$\frac{1.5}{1}$，這是理想的比例，在臥姿時容易接近，在坐姿或立姿時，上壓常偏高，其比例可達$\frac{1.6\sim1.7}{1}$。

世界健康組織（WHO）規定：不論年齡，如持續在$\frac{160^{+}}{95^{+}}$就是「高血壓」，而在$\frac{140\sim159}{90\sim94}$之間者稱爲「臨界高血壓」；如$\frac{90^{-}}{50^{-}}$卽爲「低血

壓」。

美國不少專家主張高血壓部分應再加以區分，尤其下壓（舒張壓）與心臟情況關係密切，值得特別留意：

舒張壓（下壓）	95～104	溫和高血壓
	105～114	普通高血壓
	115以上	嚴重高血壓

傳統的「年齡＋90」爲正常上壓標準，簡單明瞭但不精確，對於高年不大實用，尤其未示下壓標準，更屬缺點。

日本有位專家統計一萬多人的血壓數值並依年齡分組列表，我們予以修簡得出上列血壓標準，可能對於國人比較適用。

此項標準隨年齡遞升，屬「通常」情況，並非「正常」情況。冲繩的高齡者血壓，都是始終維持$\frac{120}{80}$左右，顯示避免血壓升高乃是健康長壽的條件。

對於血壓高，傳統方法是「藥物治療」，而新近發現「非藥物治療」更應優先，亦更有效。

在一個 117 病例，爲期 1 年的對照實驗中，運動療法不僅降低了血壓，並且同時降低了血脂（膽固醇、中性脂肪），減低了體重；而藥物療法雖然「控制」了血壓，但不能停止吃藥，並且血脂反而上升，體重亦未下降。兩種療法的差別實在不小。

〔四〕樂趣重要

運動與飲食、休息一樣屬於生活要項，但飲食有渴餓，休息有睏倦的身體語言通知我們，所以不會忘記。早期的人類爲了覓食必須東奔西跑，到了農業文明時代也要耕種收割，但是到了現代卻無須再辛苦覓食，豐富的食品隨意挑選，誘人的廣告請你照顧，出門有交通工具，於是腿腳漸漸走向廢用性退化之途。

為了防止下肢退化， 維護健康， 通常認為必須苦練工夫或勉強運動。其實缺乏運動時會感覺週身不適，如果走一走，動一動，活活手腳會感覺舒暢；相反的，被罰禁閉或者坐牢，並不愉快。

所以適當的運動會帶來愉快，而不是痛苦，何必「苦練」？盡可輕鬆地做點自己喜歡的活動，把運動和興趣連起來。因此可以只做輕鬆的第一類運動， 至於鍛鍊體格的第二類運動， 等到有機會有興趣時再來做。

為了減少體重而做操，或為加強心臟而跑步，為降低血壓而練功，這些都是為了一個目的或結果而運動，辛苦而難以持久。其實很可以把這些「目的」當做「副作用」、「副產品」，去選擇一種自己喜歡愛好的運動，在這個活動過程中感到愉悅而不是勉強受罪。當你選定並享受一種運動後，可以獎勵自己一番。於是你會在享受樂趣中不知不覺得到那個「副產品」——你所盼望的「結果」。

“Exercise to enjoy!” 洋人會，我們為什麼不會？其實 2,000 年前我們先人就會「仁者樂山，智者樂水」，這個「樂」是動詞，不是坐在家中樂，而是跑到大自然中去樂。後來被生活「苦」累得不會「樂」了。

今天把運動與康樂活動連起來就是個好辦法。 週末全家去「森林浴」，爬爬山游游水，把孩子帶到富於光、氧的地方野餐，看他們多高興！不僅愉快、健身，其實又是「教育投資」，準會獲利十倍百倍，絕不會賠本吃虧，何樂而不為？

〔五〕 步行第一

人體肌肉650束左右，約$\frac{2}{3}$都在腰腿腳，爲走路而設，可知行走重要。

肌肉由無數肌纖維構成，而每一支纖維都有毛細血管；當肌肉活動時，血液像被擠壓般同時流動，所以動用腿腳時，血流就更暢行。有人說，下肢肌肉活動有助心臟及全身血行。

現代社會的工作已進步到坐式，雖然減少辛勞，卻也減少運動機會，下肢的廢用性退化成爲不可避免的自然趨勢，這雖然是「通常」情況，卻不是「正常」情況。

太空人在太空艙中幾星期就會發生下肢退化現象，那麼幾年甚至幾十年坐著工作、生活，當然會發生同樣情況，只是因慢慢形成故不自覺而已。等到腿腳腫脹，蹲跪辛苦，步履困難，血壓增高，已經是相當嚴重了。

將20來歲的青年與尚健壯的50來歲的中年比較其肌肉，在握力、腕力等上體方面差別還不太大，但腿腳的伸曲能力只及年輕人的40% 左右。可見衰弱退化是從腿腳開始。

所以最基本的運動，要從走路、步行開始，這是人類終生不能缺少的活動。步行，有益無害，可以安心，不必顧慮副作用。

假如感覺步行太慢，可以快步、快走；若還想多點運動，可以慢跑。以健康爲目的時，運動必須輕鬆、連續、舒適。

步行、快步、慢跑三項似可合稱「健行」，其步距與身高有關連:

步距與身高關係

	步距與身高比例	身高與平均步距			
		身高166CM	170CM	174CM	常數
步行	$\frac{1}{2}$身高－20%（或身高的40%）	步距 66.4	68	70	70
快步	$\frac{1}{2}$身高（或身高的50%）	83	85	87	85
慢跑	$\frac{1}{2}$身高＋20%（或身高的60%）	99.6	102	104	100

上列平均步距數值，加上普通人每分鐘平均步數，可以提供很多計算方便。

健行平均數值

	每分鐘平均步數	平均步距 CM	每小時行距 M	每公里需要時間 分鐘	註
步行	100	70	4,000	15	女性較矮，故步距較小，但如步速稍快，結果相近。
快步	120	85	6,000	10	
慢跑	140	100	8,000	7.5	

例1：專家研究報告：每天步行一萬步才可達到健身目的。請問要走多久？多遠？

答：每分鐘通常走100步，故10,000步要100分鐘。1步通常爲0.7M，故10,000步約爲7,000M（7公里）。（女性約爲6公里。）

例2：你與朋友到山林中健行，從上午9時走到下午5時，午餐休息用了1小時，想知道走了多少公里路？

答：減去午餐休息，實走7小時，每小時約走4公里，共走了28

公里左右。

例 3：在美國或日本每個地方都有售當地健行路線圖，可依興趣選擇路線，大家說說笑笑，走了一天也玩了一天，的確有益身心。你們發現一條路線風景不錯，全長 36 公里。究應如何安排時間？何時出發？幾點可回？

答：每小時走 4 公里，36公里須走 9 小時。如上午 8 時集合出發，午餐休息 1 小時，下午 6 時可走完全程。（如有女性應按10小時計。）

如欲縮短時間，可步行與快步間換，卽平均每小時走 5 公里，全程需 7.2 小時。

1. 步行的姿勢

1）三個「不」

①左右搖：減低前進效率，重心不穩。

②上下晃：浪費能基，又不美觀。

③步幅過小：爲膝部帶動結果，不神氣且易疲勞，改進方法是用腳帶動，另腳推動。

2）五個「要」——正確走法，的確美觀

①挺直上身及頭頸，眼向前看。

②伸直腿腳，步距加大。

③腳跟先著地，重心漸次移前，如同輪子轉動。

④腳向前伸，然後踏地，另腳強力踢送。

⑤手臂配合，自然擺動。

2. 步行的要求

①要走出韻律，才算進入情況。

②要走出樂趣，心身的諧調就開始了。

③要走在光、氧處，走在山林中，才會達到較高境界。

3. 步行的效能——自然的抗衰方法

希臘醫聖 Hippocrates 曾說:「步行是人類最好的藥」,經過了2,000年,現代健康醫學研究者證實:的確不錯。

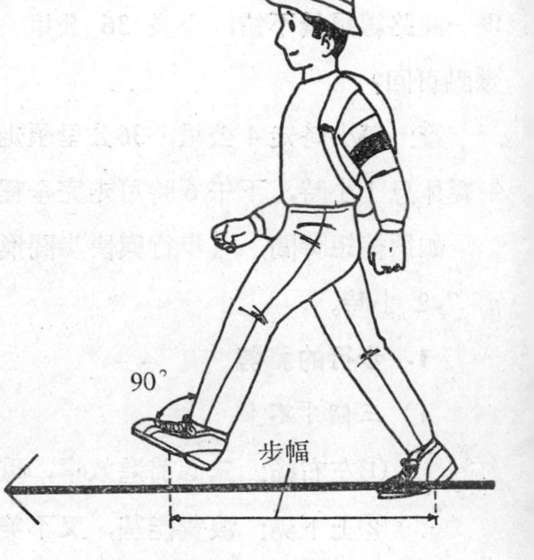

在美國舉行的「運動——預防體能衰弱」的研究會中,許多專家同意:

> 步行是最有效的運動方式,……且爲唯一安全的,任何人終生可行的運動。

他們認爲以步行爲首的「運動」,可以健全體能:

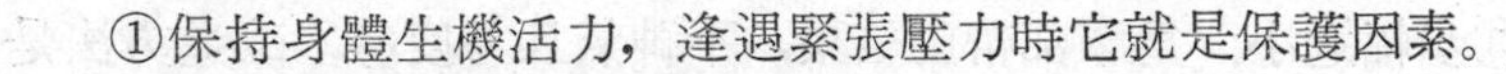

①保持身體生機活力,逢遇緊張壓力時它就是保護因素。

②骨質不致疏鬆,減少骨折機會。

③心肺血管呈示較佳運作能力,抵制了年紀所致變化。

④有助保持身材,減輕體重。

⑤有助糖尿病者扭轉局勢。

⑥改進消化吸收以及血液循環,於是既可預防肥胖,又可改善組織細胞的營養。

⑦有助生理損傷尤其關節炎症。

4. 橫貫公路之戀

多年前每逢寒暑假,常伴青年學子在剛開始修建的臺灣橫貫公路中爬山越嶺。累得够受,時有驚險。山中無人,大家大喊大唱,汗出得痛快,氣也出得舒服。

走在太陽下、涼風中，不見人煙污染，又是另外一種人生感受；走在山巔上、溪谷旁，只有野草樹木，令人眼界一新、胸懷一新。

我有時想：蔣經國先生能高瞻遠矚洞察時代潮流，會不會跟他在橫貫公路的多次經驗有關？如果你要回答這個問題，先去走一個星期回來再講。

久坐少動熬夜多煩的人，常常感覺週身不適，找醫師檢查也無結果，請試試去走一走，看看結果如何。

我的經驗是，走後歸來身上毛病消失，幹勁恢復，腦子靈感大增，人生更有趣。快三十年了，還常常記戀懷念。的確是人生的難得體驗，也是健康的最好鍛鍊。

我想：這種青年活動實在好，旣有如此良好條件和設施，何不常年舉辦？假期讓在校青年去鍛鍊，非假期爲社會青年、海外青年、「自許青年」、「白髮青年」以及國際人士開放！

〔六〕基本運動

在日本、美國、巴西不少專家及醫師傳授此類運動，效果相當高，收費也不少。（當然，名稱及細節各有不同。）

1. 嬰孩運動

——這幾個人生早期運動，是自然的，也合乎生理要求。

1）魚游　仰臥，想像魚在水中游，擺動全身，緩慢輕柔。

日本「西氏健康法」稱爲「金魚運動」，認係一切保健及療病的基本。

2）踢天　仰臥，舉腿擺動，曲伸，踢蹴，綏蕩，畫圓，方式及速度可以隨意變換。

對靜脈回流、毛細血管暢通有益，防治血流欠暢導致的諸多麻煩。

3）爬行　手、膝著地，前後爬行、起伏。

你覺得好笑？有不少醫師用它對付肌肉痛、關節痛、神經痛、胃腸障礙等，非細菌病毒導致的成人病、老人病。

這三個最簡單、最原始、最自然的運動，對於新陳代謝（細胞吸收營養、排除廢物）大有幫助，對於血流障礙、血管硬化及其衍生疾病（高血壓及心、腦、腎障礙）有防治作用。嬰孩多做發育好，成人多做疾病少，病人多做康復快，老人多做愉快多。

2. 波浪運動（在水中做最好，否則想像在水中亦可）

——合乎波動原則，輕緩、連續

——任何時間、地點、年齡都可做

1）弄潮（抖身）　雙腳分立，在動蕩的潮流中，利用雙腿曲伸，力求平衡，手臂隨勢自然游動。

2）玩波（左右蕩）　手掌向下平浮：

①蕩腿：以膝爲軸，左右游；

②蕩腰：以腰爲軸，左右游；

③蕩肩：以肩爲軸，左右游。

3）搖槳　一腳在前另腳在後，雙手搖槳，由小而大；換腳。

4）推波助浪　雙手推拉，腿配合：

①向左：右手向左推，左手向後拉；

②向右：換向；

③左右連環：雙手各畫∞，一手推另手拉：

（胸前，腹前，膝前）

5）衝浪（舉球）　蹲潛水中雙手抱球，慢慢起身，衝出浪峯，舉球至頭上。

注意：完後接著按摩全身，效果更好。（手、臂；頭、面；胸、腹；

腿、腳。

如遇痛點或黑點，應繼續多按，3～5日後常痛消、病消。

3. 體操、健身操、健身柔功

各級學校體育課程所授「體操」，都是專家研究設計，有益健康自不待言，值得復習，一生可用。

日本流行「廣播操」，全國各地任何角落人人可做。可以聯想：日本人平均壽命世界最高，不是憑空得來。

世界當今盛行健美熱潮。巧得很，咱們文化之邦古已有之。二千多年前戰國時代就盛行健身運動「導引」，意思是導疏氣血，引伸肢體。湖南長沙馬王堆漢墓出土的帛畫「導引圖」，正是將當時的保健運動繪成圖譜，上有 44 個人物，分成四排，男女老幼都有，顯示不分性別年齡，每個人動作不同，圖旁並附簡略說明。運動方式計有：伸展、屈膝、側體、腹背、轉體、全身、跳躍、舞踏等，並有器械運動，如棍棒、沙袋、盤碟和球類等，好一則健美交響樂。

今天的太極拳及新氣功等似可合稱「健身柔功」，不論那一宗派，其實都滿好，只是仍多玄虛氣息，故欲提升到現代水準，尚有困難。

近年有些可喜現象，我們看到「簡化太極拳」以及源於太極拳的「健身功」，也看到不少「新氣功」，都是新方向新努力的表現。

《太極拳運動》一書，就把拳勢簡化成 24 式：

第1組　(1) 起勢　(2) 左右野馬分鬃　(3) 白鶴亮翅

第2組　(4) 左右摟膝拗步　(5) 手揮琵琶　(6) 左右倒捲肱

第3組　(7) 左攬雀尾　(8) 右攬雀尾　(9) 單鞭

第4組　(10)雲手　(11)單鞭　(12)高探馬

第5組　(13)右蹬腳　(14)雙峯貫耳　(15)轉身左蹬腳

第6組　(16)左下勢獨立　(17)右下勢獨立　(18)左右穿梭

第7組　(19)海底針　(20)閃通臂　(21)轉身搬攔捶
第8組　(22)如封似閉　(23)十字手　(24)收勢

4. 隨機運動

在這科技文明的現代社會中，時間寶貴，一般人因工作關係，無法隨意支配時間。而保健的第一類運動卻要求經常做，所以每天在工作、生活中隨時隨地做點適當活動，該是較佳選擇。然後在週末及假期安排够份量的鍛鍊性運動，當然更好。

步行或騎單車上下班，是個好辦法。少坐1～2站公車多走點路，少乘電梯，少用工友，亦同理。

遇到零碎時間，做點簡單活動，不論多少，是好習慣。例如在候車時、排隊時、等人時，與其煩躁抱怨，不如做做甩手、或膝部屈伸、原地踏步。原地踏步可以配合叩肩，就動員了大部分肌肉，上下體都有活動，值得推薦。這個「踏步叩肩」，有人是交費學來的，你可以試試免費自修，最好是提高腳趾並伸長手指叩背。

坐式工作者都是動腦動手不動腳，日久年深，不動部分自然廢萎，有必要給腿腳部經常來點活動，腳踝腳趾的旋轉、屈伸，腿部的搖抖、換位等。

看電視的時間最可利用。可以做些簡單活動也可以加點複雜的，如波浪運動等。

日本福岡大學一個研究小組證實：每天半小時的輕鬆運動（上下樓、固定單車等）連續10～20週後，改善了所有參加者的血壓情況、血脂及肥胖情況、情緒與壓力情況。結論是比較那些有副作用的降壓藥，這是較佳的治療方法。

［七］按摩補足運動

運動促進內臟及肌肉骨骼組織的血流順暢，機能旺盛，但是頸部及末端（手、腳）或者特殊病變傷損部分，常常需要按摩來幫助；尤其對於微血管、淋巴及神經組織、肌肉淤血、局部缺血、缺氧，效果顯著。

爲了保健的按摩，對付小毛病、老毛病，可以自行學習，累積經驗知識後，困難可以克服，省事省錢方便太多。尤其中年及高年者，除了運動，早晚做做全身或至少頭腳按摩，益處很多。可以增進愉悅感覺，且在不知不覺中替你省免醫藥費用，甚至很可能助你安渡危難，你還不曉得呢!

按摩可分二種，一種是對症治療的，局部範圍的，例如對付頭痛、腰痛、腿痛，通常在痛處周圍揉捏，令血液、淋巴、神經通順，改善瘀痿，以減輕痛苦；另一種按摩是保健的，經常的，全身的，其重點在頭部及四肢。

頭部，運動比較困難，但重要器官多，血管淋巴及神經組織特別多，故以按摩協助。注意面部的眼、耳、鼻、口，頭的上部、後部，及前後頸。

四肢，是體能活動的器官，重點在各關節：指、腕、肘、肩，以及趾、踝、膝的靈活順暢，尤其腳爲血行末端，易於淤滯腫脹，應多照顧。

在洗浴時順便按摩全身是好習慣，尤其腰部、腹部、胸部。

至於肌肉的痠疼、腫脹、抽筋等，則隨時按揉、摩擦，多有幫助。

總之，全身不論何處，按摩時如發現痛點或黑點，常表示問題所在，應予特別留意按揉，3～5日後常消失，病亦消失。

研究一些「經絡、穴位」，有益無害，並不玄妙。例如：頭頂的百會，眼角的睛明，眼旁的太陽，頸後的風池、天柱，肩上的肩井、巨骨，胸中央的膻中，腹中央的巨闕、中脘、關元，腰部的胃俞、腎俞、命門、腰眼，腿部的三里、委中，腳心的湧泉，手的合谷，肘的曲池，這些穴位常常按按，有百益無一害。

〔八〕維護脊椎

——是「直立」的主幹，傳導的中樞

——傷損難癒，首重保護

脊椎支持頭部，連接腿部，保衛胸腹內臟，它中間又是神經系統的通道，腦的命令下達，末梢組織的感覺報告，都是由此通過。脊椎分爲頸椎、胸椎、腰椎及仙骨、尾骨。

頸椎，支持頭部，保護氣管及食管，有7節。車禍嚴重損傷頸椎可以致死，必須當心。枕頭需要穩定，否則頸部不得安定無從休息，故硬枕較軟枕好。

接下的胸椎，共12節，與心、肺、肝、胃、腎等內臟息息相關。再下爲腰椎，有5節，與腸、生殖組織、運動機構關連。最下有1仙骨，3～5尾骨，合計爲 28～30 椎體。

脊椎健全時你不意識它的存在，然而它的任何小毛病，都會大大影響生活；全身神經都經由它中間管道再向各處伸展，故關連全身。它的構造堅韌，但有限度，過強過久的傷損必須避免，否則一旦發生問題則難療治。

背痛、腰痛、頸痛，幾乎人人都有經驗，這些都是源於脊椎問題，不要置之不理。

脊椎不是單純的骨塊而已，它是與肌筋關連合作的，甚至於營養的吸收都是密切關連。例如缺乏運動時，鈣在肌骨之間停滯流通，肌肉開始廢用性退化（痿），而骨骼也開始退化——「骨質疏鬆」，表現爲大量失鈣、骨脆易折、駝背、難行等。

除缺乏運動致肌骨弱化外， 下列各項必須留意， 以防脊椎發生毛病:

1）軟床軟墊及軟枕，易致傷損。

2）久坐生活，導致痠楚，宜常變換坐姿或走動。

3）姿勢錯誤，例如:

①坐、立、走均須挺直上體，任何歪斜都不好。

②舉重物須靠於身體，彎腰舉重易傷脊椎。

③彎腰時須同時彎膝，以減輕負擔。

瑞典一大學的骨科小組實驗顯示：對付背痛用運動方法（步行、慢跑、游泳）比傳統療法（休息、藥物）更有效果，並且發現腹肌及背肌的運動，可預防背部病痛。

美國研究者證實：對於脊椎病痛以活動關節、肌肉、皮膚、血管的治療方式——即按摩，效果良好。已有 8 所機構從事訓練這種專業者。他們學習解剖學、生理學等各種醫學課程，而最重要的是理解骨骼及關節的特殊性質。權威無比的美國醫師協會終於也承認其功效，現在醫療保險也開始接納這種治療方式。至今這些病痛都是施用抗關節炎藥、神經痛藥、輕鬆藥、痲醉藥等，都是治標不治本，而且常有副作用。

一舉兩得:

有一位紐約哥倫比亞大學電腦科學教授，每逢週末常約三五好友到唐人街聚餐。然後步行十多公里路回家， 目的是: ①利用週末做點運動，②消耗熱量以免肥胖。

此爲一舉兩得辦法，似可借鑑。如果酒足肉飽躺床睏覺，就是在累積痲煩因素了。

第五章　情緒與智能—生活要項之三

△兩個動力與潛力

△發展成就的基礎

有史以來鑑定一個人的死活，都是以心臟搏動爲準，現在發現心跳停止後仍有不少機會可以活過來，例如水溺、寒冷、窒息、休克等，因此逐漸改以「腦死」爲準，可見「腦」是眞正關鍵。

事實上，人活著——一切身體的活動，全都是由腦部來指揮、協調。這個指揮塔或者說「總管理機構」，由 120±20 億神經細胞構成，幾乎日夜工作，來服務、照顧、命令全身肢體——60兆細胞。

如果從細胞數目看，腦僅佔全身的$\frac{1}{5,000}$而已，但是它受到針尖大小的傷害，就可導致看不見或走不動。所以應該重視它，在思考「健康」時不能忘記它的存在。

不過，它雖然重要、尊貴，還是人體的一部分，也需要營養及氧來存活，它雖然高高在上，卻不是獨立的或超越的，換言之，它是身體組織的一部分，大家共同構成一個整體，因此「健康」應該包括體能的、情緒的、智能的各方面。世界健康組織（WHO）的健康定義顯然也強調這一點。從這觀點看，傳統的「心」與「身」對立並立的想法，應該有些修正。

腦的重量僅有 1 公斤多，佔體重的 2 ％左右，可是它消耗的熱量，卻高達全體的10～20%，表示它的活動工作量特別大。

睡覺時腦在「休息」，但測量腦血流數值卻增加20%左右，表示並未停止活動，可能在排陳換新，保養整理，事實上「腦幹」如停止工作，生命也就停擺了。

〔一〕 腦的構造

人類頭蓋骨隨著進化而逐漸向上擴大，這表示腦容量在增加，腦部由下而上漸漸發展起來。

今天，人腦的確極爲複雜，雖有不少專家從事研究，至今仍難明瞭。但依其功能大致分爲三個層次:

1）基層　由腦幹（包括延髓、橋、中腦）及小腦構成。

2）中層　由間腦（或稱丘腦）及大腦古皮質（或稱邊緣系）形成。

3）上層　是最後發展出的大腦新皮質。

腦基層的腦幹主司生命的活動。如新陳代謝，心及血管搏動，肺的呼吸活動，胃腸的消化吸收，體溫調節等等……，日夜不息。

另一部分「小腦」，調節全身運動，與智能及情緒活動無關。

腦中層的古皮質連同間腦爲情緒活動的主司者，它們提醒、支持你奮鬪或逃避，它們動員全身組織以應付緊急情況。

間腦位於古皮質下方，連同周圍若干核體腺體職司連絡全腦組織，並藉著「物理方式的神經傳導」，及「化學方式的內分泌激素」，連繫全身組織。著名的「腦下垂體」（又稱腦下腺）就連在間腦下方，它是全身內分泌系統的指揮者。因此，情緒活動與內分泌關連密切，不難想像。

腦上層爲大腦新皮質，是智能活動的界域，主司感覺資訊的綜合，理解與判斷，推理與想像，意念與信念。

大腦分爲左右兩個半球，中間由大批神經纖維束（「腦梁」）連繫合作。

魚類僅有腦幹，兔類除腦幹外，並有大腦古皮質，而貓類在古皮質上已發展出新皮質，至於猿類則新皮質已大大發展，超過古皮質的大小。

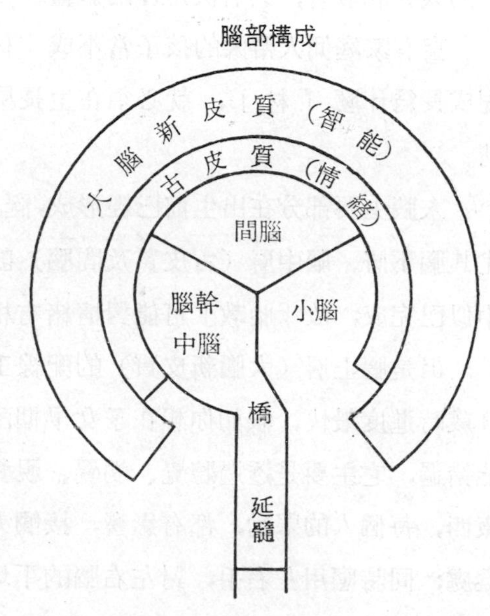

我們爲了理解方便，試簡化腦部作用爲：

①腦基層主司「體能」。

②腦中層主司「情緒」。

③腦上層主司「智能」。

腦的工作者是神經細胞，它們的工作方式不是個別的，而是合作的，每個神經細胞單元都與另外的單元連接，其數目由幾十到幾百不等，這個連絲（synapse，又譯神經鍵或突觸），才是智慧與能幹的關鍵。

愛因斯坦去世後，依其遺囑檢查他的腦部，發現這最偉大的科學頭腦其神經細胞數量與普通人沒有顯著區別，只是其腦神經「連絲」遠較常人多出甚多。

每個人出生時的腦神經細胞都相差無幾，但是出生後腦神經間的連絲形成，日本專家稱爲「配線」，卻依其環境、條件、教育等各有不同而產生差異。

所以那個「天才」概念的「天」，原本是先天，現在似應包括後天。後天的良好「配線」乃是天才的產生條件。就是說：出生後的學習和經驗，構成一個人的腦神經連絲形成基礎。因此父母及生活環境對子女的成長和教育，具有決定性的影響。

富有家庭佣人帶大的孩子常不成「材」，當可理解。你要兒子或女兒成長為什麼「材」，就必須在生長早期的配線工程中做些積極性事情。

人腦主要部分在出生前已經形成，誕生後4個月卽與成人相差無幾，尤其腦下層。腦中層（古皮質及間腦）卽情緒界域的連絲配線主要在胎中似已完成，故「胎教」可能對情緒有相當影響。

但是腦上層（大腦新皮質）的配線工程，要到出生後才開始。0～3歲時進度最快，假如你想在子女早期配線工程中做些事，這個機會不能錯過，它主要是透過聽覺、觸覺、視覺、味覺的經驗，故周圍的每件東西，每個人的舉動，都有影響，接觸大自然，音樂、話語、玩具都有益處；同時應用左右手，對左右腦的平均發展可有幫助。

4～10歲期間，腦上層的基本配線工程，初步接近完成，所以是「學習」的最重要階段，藉語言等符號與他人交換知識與經驗。到10歲時已接近一個正式完整的「人」了。

〔二〕學習與經驗

——狼少女的故事

1920年秋，在印度偏僻鄉間傳道的英國牧師，收養了在狼羣中成長的二個小女孩。臉形體型的確是人，可是行動作為跟狼完全一樣，一個較小的不久死去，另個較大的約為8歲左右，在牧師夫妻細心照顧之下，漸漸長大，繼續活了9年。

開始時，是用四肢走路，不會一句人語，夜晚仍如狼般遠吠，吃東西不用手而直接用嘴舔食。

經過努力教導幾年後，慢慢學會像人一樣用雙腿站立走路，但是急時還是用4條腿跑。到後來終於學會了 40 幾個人語。

這眞實故事清楚顯示：人出生後在狼中成長就成爲狼，被人培育後才會成爲人。

這個可塑性或可教育性，只有人是如此。因爲他的腦皮質配線大部分在出生後才開始，如果腦配線是胎中完成，就不會這樣。可見「教育」對於兒童是何等重要。

這些配線一旦穩定後，就是「記憶」，再多次重覆後就成爲「習性」，影響深遠，常保持終生。這可以說明：一個人的早期生活經驗會影響到老，幼年的觀念和習慣，一輩子改不掉。

那麼，一個人的幼年不幸，會不會令他終生難逃痛苦經驗的影響？當然會。正因爲如此，所以很多人一輩子在痛苦中跳不出來，旣使他的生活變得富裕，在緊要關頭還是出現那早期的習性，像狼少女急時仍四條腿跑一樣。難道這是終生難逃的「命運」？一半是，一半不是。假如那早期的配線，堅牢不破，而且後來沒有配連新線，它就是命運。假如那早期的配線，容易消除，或者後來另配新線，它就不是命運。

人是可以「學習」的，不但早期幼年，就是以後終生都可以學習，面臨新經驗，只要對學習或經驗，具有好奇和興趣，就在做新的配線，就會形成新的記憶，漸而成爲習性。那首浩爾的播種小詩，不但有趣也道出了一些眞實道理。

從前人們常說「龍生龍，鳳生鳳」，以先天遺傳解釋一切。假如腦配線全在出生前完成，像普通動物一般，那麼遺傳就決定命運。但是人類大腦皮質尤其新皮質是在出生後才開始配線，因此與動物顯然不同。

並且終生都可以學習或經驗，所以對人來說「前途」是可以造就的，而不是生就的。

假如記憶或習性是來自連絲配線的穩定化，我們就可以明瞭、解釋很多問題，也能够開展個人的前途和命運，我們對人生可以抱持希望，不論是什麼年齡。

青年人可以充滿信心，開拓自己的前途，因爲這是「可能的」。中年人如果不願向環境低頭，也還有時間有希望。

對高年人的記憶力減退，一向認爲是腦細胞的衰亡結果，無可奈何。假如這個說法正確，那麼早年的細胞必先衰亡，故早年事應先遺忘，但事實正相反，所有老人都是早年事清清楚楚，目前的事才常忘記。

我們的推論是：早年的記憶來自早年的連絲配線，至今未受傷損所以記得清楚；而現在的事記不清楚，是因爲缺乏好奇和興趣，故配線不穩定，自然記不住。

連絲配線的原料可能來自間腦的若干核體、腺體，故情緒波動（喜、怒……）時，配線原料豐多，易於穩定。反之，情緒低落，興趣低少，也就記憶不深了。故老年的記憶減退，藉提高興致當可改善。

同理，學生的學習興趣低，是大部分學習成績差的眞正原因。一向認爲這是「頭腦差」「愚笨」，而無可奈何。實際上，學生自身可以設法提高學習興趣，另一方面，教師的教學方法、態度、用語、表情都有關連，不經意傷損學生自尊心可能傷損學習興趣。

老鼠生小鼠，永遠無變化，但農夫的兒子可做總統，文盲的女兒可成教授，這是人的特質。

人腦細胞構造優秀，具有安全設施，能够自我保護，堅韌耐久，不易衰老。有的專家推算人腦細胞至少可活 125 年，雖然間有少量傷損衰亡但爲數甚微，不致影響大局。但是只有一個條件：必須善用善待腦中層（古皮質及間腦），情緒不是壞東西，而是好朋友，問題是你怎樣關顧它？假如不喜歡它，至少不該傷害它。它實在重要：向上影響智能活動（包括記憶），向下關連體能活動（生活與生命）。所以情緒的障礙不僅僅是「心理」「精神」的問題，它可以導致體能障礙，也可以導致智能停滯。

〔三〕情緒的昨天、今天、明天

提到「情緒」，人人都會想到「喜·怒」、「樂·悲」、「愛·恨」、「好·惡」等對立的明暗兩個層面。但是古年人的「七情」——喜、怒、憂、思、悲、恐、驚，則是明面1，而暗面6；而佛家的「七情」——喜、怒、哀、懼、愛、惡、欲，也是明面少暗面多。這可能象徵著在那古老年代中，陰暗因素遠多於光明因素。隨著文明的進步（農業文明——→工業文明——→科技文明），社會的發展（專制封建——→民主自由）人類情緒也跟著明朗起來了。

翻開字典可以看到許多情緒暗面的字：惶、悚、慄、懍、慍、悻、悸、慴、悵、悽、慘、慌、愣、愕、慟、惆、惴、愴、忡、怛、怫、恟、怏、慊、怯、慚、愧、懺、悔，還有現代常用的憂、愁、煩、惱、憤、怒、驚、訝、畏、懼、恐、怖、怨、恨、厭、惡、憎、嚇、怕、鬱、悶、悲、傷等等，不勝枚舉；而屬於明面的字：喜、愛、歡、欣、愉、悅、恬、怡、快、樂等，就比較少。

有一點值得提出的是：中國人自古就知曉情緒與健康具有關連，而現代醫學到近年才承認心理與疾病有關。中國古人認爲：「喜傷心，怒傷肝，憂傷肺，思傷脾，悲傷氣，恐傷腎，驚傷氣」；又有的記載：「悲愁傷肺，暴怒傷肝，驚恐傷腎，思慮傷脾，苦憂傷心」。我們難以證實這分別的傷損，但今天已然了解：情緒的緊張、煩惱足以傷害健康。

人類先驅在森林原野中，勢必遭遇飢餓、野獸、寒冷，爲了克服這些困難，他們沒有發展出尖牙利爪濃毛，卻在頭腦中發展出新的分野。大約50萬年前，世界各地出現「直立猿人」，在中國大陸有「北京人」，在印尼有「爪哇人」，在非洲、歐洲都有類似發現，他們的容貌都相似，活在森林中，住在洞穴裏，過家族生活，用木或石製做粗簡的工具和武器，已知取火方法。他們頭腦已相當發達，頭蓋骨容量將近 1,000 cm^3，比大猩猩的 500cm^3 大有進步，比現代人的 1,500cm^3，還差一大段。這三者間腦容量之差，乃是腦部由基層逐漸向上擴增的結果——腦中層（情緒）與腦上層（智能）的發展。

恐懼、憤怒的情緒，是面臨野獸時立即全身緊張從事戰鬪或逃避的必要步驟。缺了它，在自然淘汰中也許不那麼容易勝利。

男人出外覓食，與獸搏鬪，所以至今男性多好戰、易怒；女人養育小孩，管理禽畜，因此喜與愛的情緒更較發達。

隨著工具的發現發明及廣泛使用，腦上層（大腦新皮質）迅速增長。也可以說：因爲腦上層發展，所以發明了工具。有一點是確定的：大腦新皮質中與手部有關的神經叢幾乎佔 1/3。這表示「手」的應用促使有關腦細胞擴增。

無論如何，這是一件人類史上的大事，人類開始可以戰勝獸類。本來在「體能與體能的較量」時期，人類並非強者，但現在變成「智能與體能的較量」，人就成爲常勝者了。於是人類坐上了光輝王座。

工具從木石發展到銅鐵，智能的發展累積了知識經驗，於是「耕種」的技術給人類帶來了生存的保障，生活的豐富。在這空前的「農業文明」中人類初嚐富裕、安定、秩序、平靜的社會生活，這是全新的階段。不過同時也出現了新的問題：情緒的暗面不再適用而顯出毛病。

於是儒家倡仁義，佛家要徹底清除情緒活動，在《聖經》舊約時代崇尚正義憤怒，等到新約時代卻以愛爲至高至上。

情緒的明面如喜、樂、愛、悅，當然會繼續發展，也是幸福的源泉。但另暗面如憂、惱、怒、懼，也不見得就是絕對惡，雖然它會帶來痛苦，究竟還是患難朋友，雖嫌愚直但是忠實，也當爲它找到適當出路。醫學家及古賢哲大多倡導把這陰暗情緒加以控制，使它成爲馴獸，以免傷人害己。中國古訓似乎主張讓它成爲「睡獸」，免得給人麻煩。有人說：明面是「人性」的表現，而暗面是「獸性」的發作。這個情緒既爲人類進化的產物，按理就不會是那麼壞。

孔子一再強調「知仁勇」，認爲「知」是「學」「問」，是「多聞」，是「不惑」，顯然是要發展智能；他說「仁」是「愛人」「愛眾」，是「不憂」，顯示重視情緒明面；他主張「勇」是「知恥」「不懼」，可見沒有抹消情緒暗面的存在。把「勇」擡高與「知」、「仁」同起同坐，的確有見地。

經過了農業文明，到了工業及科技時代，每個人不再被壓抑也不再被保護，人人可以自由發展，但天天都有困擾難題，生活中恒常不斷的緊張壓力（stress），本來就够受，再因坐式工作導致體能退化，於是睡眠不好，疲勞不復，消化不良，血壓升高，血糖升高，血脂升高，不但個人健康受傷害，社會犯罪也增加，這是現代文明的副作用，已經到了必須設法的時候了。

今天，我們了解：「情緒」不是神秘不可知的事體，它是腦部古皮質與間腦的產物，經由神經系統的傳導以及內分泌系統的傳播（腦下腺——→腎上腺等激素的分泌）而動員全身。這腦中層不是單獨隔絕的，它與上層（智能）及下層（體能）密切關連。

我們也了解：情緒像其他組織功能一樣，具有波動性，有高潮有低潮，會緊張會鬆弛，有激動有安靜，會喜怒也會平息。這種波動的高低潮是自然的，也是正常的，不是「好・壞」問題，不必高擡明面壓制暗面，順其自然反而好些。

只是過多過久的高潮或低潮，對血液及有關內臟可能導致傷害，才是「不正常」。

我們可以做結論：

1）情緒原本是爲協助動員體能而發展的機構，在基本上它是緊張與鬆弛的波動，既屬自然又是必需，進而發展出較複雜的喜、怒，樂、悲，愛、恨，好、惡等明與暗面。如果適度，都是好的，如果過度，就成壞的。

2）情緒具有推動的能力，它向下動員體能，它向上動員智能，如有「興趣」、「喜好」，智能的工作效率大大提高，並且耐久；如果厭惡，效率則低且易疲勞、睏倦。把這一點弄明白搞清楚，應用在生活中工作上，就會給你帶來更健康更愉快的日子。

〔四〕情緒與現代文明

1. 現代食品與情緒

美國國會營養調查會中，有一位女檢察官作證稱：在上千犯罪案件研究中發現，食物對於情緒困擾——心理障礙、精神不安、犯罪傾向，具有密切關連。在她的食物改進計畫下，這些人都變得樂觀、愉快、樂於助人、身體不適消失、精神痛苦減低。她認爲：假如這些人原來吃的東西不是那些過度加工的，太多動物性的，也許不至於犯罪。

她的改進食品是：完整的穀類，新鮮的蔬菜水果，而避免白麵包、白糖、肉類以及加工精裝食品。

另一位教育專家作證稱：對於各種各樣的「問題兒童」，給與自然食品 (chemical free) 後，迅速顯出改進。他們注意力會集中，會安靜下來，理解能力改善。從前的許多毛病——精神渙散，不停調皮、沒頭沒腦等都消失或大大減少。

所供應的食品正如其名，避免所有化學添加物，完全是自然的、非加工的食物。

在你周圍有無類似問題？現今在美國、在日本這些先進富裕的國度裏，經常發生莫明其妙的兇殺案件，甚至傷害子女，而其動機都很牽強模糊。如追根究底可以發現：營養紊亂導致了情緒紊亂。

爲避免或減少這種營養紊亂導致的情緒紊亂，最根本的辦法就是善用自己的知識去選擇食物，小心保守自己和家人，以免受加工食品之害。

2. 緊張壓力與情緒

從前是體能勞累多而緊張壓力少，現代正好相反。只要坐著動動手說說話，不需勞累出汗。整天在情緒的緊張壓力下，從早晨的交通擁擠開始，一天不能鬆弛。如此 5 年、10 年、20 年下來，普通都會感覺各處不舒服，即使幸運沒倒下，也可能危機四伏。有人找醫師，結果常常察不出疾病，處方是維生素。

經常找時間運動活動，以減少潰瘍或崩潰的機會，每年上山下海調諧心身，不是浪費。

運用機智減少緊張因素或壓力因子頗有益處，有時一個微笑，一個幽默，一個理解的眼神，都可緩和周圍的氣氛。

不同的意見或者相反的觀點，令人惱火；討論又常陷入爭吵的泥沼。假如有民主的習慣或者智高一籌就會發現：不同意見或相反觀點，只是另一個「可能性」，說不定對你或大家也有益；並且你容納「異見」的雅量，會給人深刻印象。不能容納異見的個人或團體，就接近僵化狀況了。

〔附記〕爲了躲避現代文明的煩囂緊張污染，前些年在美國曾興起「西皮」風潮。他們離開城市走入山林，享受大自然的寧靜眞樸。沒多久他們發見：食品衣物要到城市來買，生病要到城市治療，孩子要到城市上學，車子要送到城市修理，慢慢又都回到城市來了。他們下鄉又回城，政府從未干涉，這是美國可愛之處。這一個風潮過去了，它卻給我們一個啟示：現代文明有一堆缺點，但是你躲不了它，它有更多優點。你只能適應它，如果幸運，你可以改善它——從身邊開始。

3. 動物實驗的啓示

實驗A

將老鼠置鐵絲籠中放在貓前。在威脅緊張下2～3日後，老鼠腦下腺及腎上腺發現腫脹，繼而胃及心臟呈現出血潰瘍，終於死亡。

實驗B：

將老鼠籠吊在有軌電車道旁。在噪音及驚慌下一週後，老鼠體重減輕，慌亂暴躁，卽使給予大量營養，改善空氣及陽光，到一個月左右還是出現胃部潰瘍等消化系病變。

這實驗清楚顯示：情緒與腦下腺及腎上腺直接關連，而胃及心臟最先最易受到影響。

環境威脅導致情緒緊張，腦下腺卽分泌激素指揮全身腺體、肌肉及內臟動員抵抗，腎上腺受命分泌激素提高血壓，加緊輸氧送血，胃括約筋受命停止消化吸收工作。

持續的過度緊張超過腦下腺或腎上腺的負荷限度時，也就是腫脹、發炎、潰瘍、病變的開始，再過多過久的傷害，終將導致死亡。

實驗B的威脅較輕，但時間稍久仍傷害情緒，卽使改善生活條件，還是導致病變。

我們人在遭遇威脅困擾時，可能有二種對付方式：1.是憂慮、煩惱、憤怒，這是情緒的方式，常常鑽牛角尖，困守死巷，打鬪報復。2.是設法另找出路，轉移方向，這是智能的方式。

現代社會的人際關係複雜，污染繁多，威脅我們的緊張因子永無休止，長期累積下來難免受到傷害，所以經常出現不舒適的現象：睡眠困難，疲勞倦怠，消極悲觀，興趣減退；或者過敏，頭痛，感冒，氣喘，消化不良，神經痛，有時來有時去；甚至也會胃炎，腸炎，胃潰瘍，十二指腸潰瘍，血壓高，腎炎，風濕痛，有時好有時壞。

你找醫師，他會診治你的「症狀」；但是更基本的問題——緊張壓力，必須你自行設法。

〔附記〕：眼淚

小孩常哭，痛了哭，餓了哭，受驚害怕也哭，哭時流淚，哭後馬上忘記，轉臉會笑。

女性也常流淚，心中難過時哭泣一番會感覺輕鬆。淚流多了眼睛紅腫，這是一種發炎現象，表示這淚水剌激性大，不同於平常潤目的眼水。

這泣淚旣與情緒激動相連，想像它是來自腦中層當屬合理，或許它與腦下腺激素有關連。這個假定可以解釋男性不流淚而拼鬪力強的道理。因爲腦下腺激素剌激有關各腺體，使全身緊張，戰鬪力增強，反之，哭泣後拼鬪力也減少。

激動時流眼淚可減少緊張，也減低戰鬪力。相反的，如欲奮鬪就不可哭泣，以便讓緊張激素週遊全身加強備戰。

假如沒消耗體能，也沒出汗，這些緊張激素及氧糖脂就會累積，故應以運動方式予以消耗，否則就以流淚方式予以排泄，也是個辦法。

〔五〕情緒的轉換和出路

情緒本來是與體能協同工作的，後來它也會與智能合作。

1. 運動法（代替戰鬪）

情緒激動（緊張、憤怒）後，由腦下腺催動的全身一系列內分泌激素，及腎上腺催動的氧、糖、脂必需有該當的體能活動配合，才會順利運行；否則，緊張激素及氧、糖、脂勢必積沉引致傷害。例如緊張時腦下腺激素命令腎上腺激素導引血壓升高，加強輸送氧血以備戰。如果你及時奮戰一番，消耗氧、血，出汗排除肌肉中疲勞素，最後歸於平靜，毫無問題。假如根本沒有戰鬪也沒出汗，只是坐著生氣上火，那麼這些該消耗的緊張激素及氧、糖、脂不能消耗，該排出的廢料不能排出，豈不累積而致傷害?

又例如胃部括約筋因緊張而停止工作，過久後各種胃液消化液滯留胃中，豈不傷損胃壁? 緊鄰的十二指腸就會因緊張過久而潰瘍。

所以情緒激動時，應做該當量的運動。

2. 代換法（以明代暗）

以情緒明面代替暗面，例如:

「保持快樂的心情，不讓憤怒佔據你。」

「輕鬆寧靜，臨事可免緊張慌亂。」

「憂鬱煩悶時，要裝出笑容，驅逐內心壓力，要心情愉快，輕鬆活潑。」

這都是代換方法，簡單明瞭。要眞做到可並不容易，常要經過「內心的掙扎」。假如誰能直接做到他就是天才。自古講究的「修養工夫」大部分是想達到這個目標。

如果你做不到也不必自卑，因爲孔子還要花上幾十年工夫，幾乎終生都爲此而努力。

那首播種小詩「思考──→行動──→習慣……」可能對你有幫助，值得一試。

3. 轉交法（交給智能）

當情緒激動例如煩躁、惱怒時，一定有其原因，大可不必壓制它。當情況過久過強爲免傷害，可拿紙筆列舉寫下原委和經過，如當時難以解決可暫時放下，明天再來想方設法。旣經寫下，不會遺忘，情緒也會輕鬆些。這樣轉交智能處理後，你可以放心些。這個辦法總比強迫自己忘記要好些，也比喝酒解愁高明，更比賭氣絕食或吃糖消悶好得多。

本來情緒一向是協同下層（體能）辦事，現在要交代上層（智能）工作，它的二個傳導管道——神經及內分泌系統不够適用，故必須用紙筆列舉寫下來，以便冷靜地設法處理解決。

這個方式比找知心人談訴還有效，尤其現代人大家都忙，別人未必恰好有時間陪你，如果他正有事，可能弄得兩頭不愉快。假如你在電話中向朋友訴苦，他看不到你的表情，難於了解你的心情。這時你講的話多半是「情緒性」的，而對方勸解的話常是「智能性」的，於是語言不同，自然難以溝通了。

4. 升級法（自我改進）

遇到煩惱的事或者厭惡的人，常可在下列三類方式中選擇對付辦法:

1）報復　眼還眼、牙還牙，簡單明瞭又可獲得原始快感(thrill)。這個方式不能「根治」問題，反而常導致「惡性循環」，多少家族悲劇甚至民族悲劇，都是由此演變而來。至於人與人之間的不快、惱恨，也多由此而來。這個遠古時代就有的報復方式，並非新東西，爲智者所不取。

2）寬恕　對人對事你瞭解的愈多，愈能想得開看得開。討厭的人，有1/2是你不够了解他，另有1/2是他不了解你，設法增進了解，互相了解，可緩解情況。如果實在不行，擺一個距離是個求其次的辦法。

有些宗教倡導了 2,000 年，到今天還是不容易做到。

3）升級（積極的思考） 站得高一點，看得遠一點，抓住新的創見主意（idea）。

例如：小趙瞧不起你，說你是病鬼。你有幾個辦法：

①對人說「小趙驕傲，他也生過病，有啥了不起。」
這是報復法。

②想想小趙向來說話隨便，心直口快，人還不算壞。
這是寬恕法。

③想想自已實在不够健壯，仔細設計一個鍛鍊身體的計畫，半年後再做計較。這是積極的思考法，把負因子轉為正因子。半年後很可能你發現小趙眞是可交的朋友——講實話不騙人。

不用尖牙利爪而用智能，這個③方式最符合人類進化方向。在發展的個人或團體中，常具有這種傾向，它可能帶來積極效果、意外收穫，或者負效能變成正效能。

5. 合作法（興趣＝情與智合作——→潛能發展）

在生活中獲得興趣是幸運，在工作中獲得興趣是更幸運。如果你沒有，不必灰心，只要你想望，追求得法，就能得到。

你常鬱鬱不樂，覺得人生乏味，每一天都長的無聊，心中負擔太多太重。假如你被迫不得已在學習或工作，天天厭倦煩悶，常想解脫。這些可能發生在每個人身上心中，不要以為只有你如此。

問題癥結在於你的情與智各行其是沒有合作。其實，人人都會碰到驚奇的事情，愛不釋手的東西，拿手的好戲，或者瞬間的喜悅，百思不厭的問題，抓住這些有趣的東西，收集下來，記錄下來，常常接觸，多多研究，假如你的興趣愈來愈濃厚，就設法安排在你的生活中或工作中。別人說什麼大可不管，它是否會帶來財富更不在考慮之內，你能够把握興趣所在，就已找到快樂源泉；不僅如此，興趣的培養，就是情緒與智能的合作，有情緒活力推動，就會讓智能工作起來輕鬆愉快效率高，自然超越普通的進度、速度、高度、深度，這就會導致「潛能」的發展，也是「天才」的來源。

了不起的科學家，歷史上的「大……家」，大概都有類似情況。發明天才愛迪生積了大量財富，但若與他的工作樂趣比較，就微不足道了。

這種情況也適用於體能方面。美國華僑張德培（17歲時獲得在巴黎的世界網球單打冠軍）表現了體、情、智的優秀合作範例。他的體型並非理想的運動員型，但他打的球卻有智能合作，這是他的體育教練父親訓練之功。他給了全世界一個驚奇。

「亞洲鐵人」楊傳廣在中學時，常違校規，徘徊在開除邊緣，情況惡劣。當一位負責老師發見他體型好，又好運動，就交代體育老師注意訓練並多給他機會，不久就在臺灣東部顯露頭角。後來被一位體壇老前輩識拔栽培，終於在世界奧林匹克獲得銀牌（十項全能）。

一個山地孩子，書也讀不好，終於能有非凡成就，成爲世界名人，足證體、情、智的合作，可以帶來潛能的發展。

日常生活中的應用——

1）憂愁時，上床睡覺不如出去走走，跑跑。心情會開朗些，說不定容易出現什麼辦法，或者好主意。（運動法）

2）憤怒時，咆哮罵人或生悶氣，不如去打拳射箭或爬山游水，這與戰鬪具有同樣效果。與其瘋狂駕車出氣不如用木棍打石頭。（運動法）

3）煩惱時，喝酒吸煙或吃糖菓，不如列出一張煩惱清單，檢查一下究竟有多少不能解決的痲煩。當你列舉後也許會發現，原來令你煩得要命的也不過如此，實在沒有什麼大不了，於是自然會冷靜下來。（轉交法）

4）怨恨時，例如李大海借錢不還，詛咒嘆氣沒有用，不如在紙上寫下來，並請腦上層協助解決。這樣既已寫明就不會遺忘，你可以安心做更緊要的事情。不必強迫自己忘記這件事，說不定明晨起身時會出現新的主意或辦法，你就立即加記在那張紙上。（轉交法）

5）有一天老李打電話來說：那筆錢到期未還不是賴債，實在是因爲一筆生意做垮了，弄得暫時沒辦法，萬祈原諒。不過現在有一筆大生意，機會不錯，可惜他沒本錢，勸你試試。經過仔細研究調查後，你決定做一票，結果圓滿。於是你就會放鬆老李這件心頭恨了。（升級法）

6）重要的「決定」，或者長期性的「決策」，總要請腦上層主持分析、研判。萬不可在一時高興或氣火之下，做倉促決定，雖然顯著乾脆俐落，但常會他日後悔。最好常常記起「轉交法」及「升級法」。

7）「會議」本來是轉交法及升級法的綜合方式，可以「集思廣益」。但是有不少主管或長官常把「會議」變爲「責任轉嫁分擔」的過程，可惜。

8）上山露營，天色已晚，大家忙著撿柴挑水生火做飯，你小兒子指著紅夕陽要大家去看。你立刻制止？抑或有所慧悟？這小傢伙有點美感？在你栽培鼓勵下，他可能成就藝術才能。（合作法）

9）「痛苦」的感覺常久久不散，而「幸福」的感覺卻易於消失。你會將它們替換？很多宗教都以「感謝」方式教人代換。你願試試？在人世間值得感念的，確比必須難過的還多。（代換法）

〔六〕智能與思考

1. 大腦新皮質——智能

腦上層的新皮質——智能之家，是新近發展出來的，能够適合現代高度文明。專家們都同意，今天人們僅僅用了10%的腦力，再擴增10倍工作量也沒問題。

有人估算：大型電腦的記憶容量爲數千萬～數億單位，而人腦一生的記憶容量可達 10^{18} 單位，旣使忘記99%，也還有 10^{16} 單位，再把它縮減打折，最後剩下10^{11}卽 1,000 億單位，仍比電腦超越千百倍。

有人擔心「用腦太多損傷腦子」，顯然這是多餘的，不，是錯誤的。這個錯誤使自己及子女智能發展受到阻擋。

實驗證實：3～5歲小孩可同時學習9種語言，10多歲的孩子同時學3種語言，不會混淆，效果也好。

因此「雙語教育」當然不成問題，在國外生長的第二代通曉4～5種語言，知識廣博思想敏捷者，到處皆是。

人的腦神經細胞大約爲（120±20）億，各人的智能是由腦細胞間的連絲配線形成，因此學習與經驗極爲重要。不但在幼年重要，青年、中年、高年也都類似，當一個人不去學習不去經驗，腦部也就停止新的連絲配線，結果是停滯、硬化。

「頑固」這個詞很有趣，任何人都很容易頑固化，只要他減消好奇和興趣，不論任何年齡。

智能：它也經常在緊張與鬆弛之間波動，工作時緊張，集中注意力去視、聽、思、講，休息時鬆弛，完全休息是睡眠。

智能需要體能供應氧糖等養料，需要量比其他組織強大且緊急，6分鐘是它最大忍受時間，所以萬一腦部缺氧缺血，立刻症狀嚴重，必須嚴防。

智能活動也需要情緒的推動力量（興趣，明面或暗面），工作效率才高，被迫或道德規範則效率低差。

智能的基本階段，似乎是記憶、認識。這從感覺器官（耳、眼、鼻、口、皮膚）開始傳送工作時，卽開始連絲配線工程。（皮膚及耳似在出生前，口鼻在出生時，眼在出生稍後。）

智能的高級階段，似乎是理解、判斷。這需要學習，需要語言及文字做工具，才能運用方便。

智能的最新階段，似乎是推理、想像、意念、信念。有日本專家稱爲「創造意欲」，是由新近發展出來的腦前葉主司。這需要特別訓練才會運用自如。

2. 思考方式

「思考」似乎是大腦新皮質的綜合活動， 它必需概念（ 語言及文字）協助，藉以解決一個問題，或者解釋一件事情。

這個世界從開始一直是白日與黑夜的循環，所以日夜循環，白黑對立的二分法是最自然、最簡明的思考方式。

夕陽西下，黑夜來臨，然後必定是黎明。在恐怖的寒夜預言溫暖與光明卽將出現，是個權威。智慧一旦開始，必然擴增，於是：明・暗，冷・熱，乾・濕，快・慢，好・壞，強・弱，深・淺，高・低，大・小，上・下，輕・重，多・少，軟・硬，粗・細，飽・餓，敵・友，善・惡，眞・假，美・醜，喜・怒，……簡單明瞭，淸淸楚楚。

再進一步：不好卽壞，不強卽弱，不眞卽假，不美卽醜，不高卽低，……同樣簡單明瞭，淸淸楚楚，方便實用。不過，在概念中好像沒有問題，但在實用時不一定準確。例如：張小姐不胖，但也不瘦；李先生不左傾，但也不右傾；今天不冷，也並不熱。

如果說「非友卽敵」顯然不準確，因爲非友亦非敵的人太多了。

僅有二個的事物，這二分對立法很好用：

日——夜，不是日，一定是夜。

死——活，不是死，就是活。

左手（眼，脚）——右手（眼，脚），不是左手，就是右手。

實際在這世界上僅有二個的事物並不多，所以二分對立法雖然方便實用，但常不準確。

對於稍微複雜的情形，這二分對立法就不够用。例如「澱粉」消化後變糖，糖會增胖所以「壞」，而糖是人體熱量來源必需所以「好」，於是旣「好」又「壞」，豈不糟糕？

生病的人，體溫常高，體溫高卽表示有病，體溫回復正常，病就好了。這也是對立思考。

早年，孩子發燒時父母常要求醫師開退燒藥，以爲燒退卽病癒。實際上這並不正確，並且可能導致危險後果。可是這個單純的對立思考方式，仍在繼續盛行。

血壓高的人，將來心臟或中風的發病機會高。爲了減少危險，必須控制血壓——服用降壓藥。這也是單純明瞭的對立思考。

實際上血壓高的原因很多，每個人情況不同，很多是來自情緒因素或缺乏運動。合理的辦法是：查究可能的許多原因，加以綜合的研判，然後再作決定。

把關連的因素加以通盤分析，找出緩急輕重前因後果，再下判斷，可稱爲「關連思考」。

在關連思考中，「因」與「果」可以是複數，可以有許多「因」和許多「果」。這就常常帶來混淆，所以從「科學」觀點看，難以接受。但是事實上人體組織就是複雜得超出單一的因果關係。旣然單純的對立思考不能解決，就應該進一步試用廣泛的思考方式，只是必須謹慎從事。

〔七〕關連思考——通盤思考關連因素

將「冰」加熱後，變成「水」，再加熱蒸發成「汽」，反之亦然。任何人可以反復實驗，這是單純的因果關係，是自然科學的方法，是牛頓的整齊美觀的宇宙。

今天，我們似乎面對著一個更複雜更錯綜的宇宙，人體組織就是一個例子。

細菌致病及殺菌治病，是合於科學的想法做法。今天發現高血壓及糖尿病等「成人病」的病因及治療，就繁複得難以實驗。

請試以關連思考方法來檢查這些難題:

1. 以骨質疏鬆爲例

早期認爲這是衰老的自然現象。後來有人在折骨中發現嚴重缺鈣，於是結論「補充足够鈣質是唯一正確的治療方法」。但是實際治療效果並不高，且有積沉副作用。

等到有人研究發現: 缺乏維生素D則鈣無法吸收，於是再要病人加服維生素D，可是效果仍然好不了多少。

接著有些研究者發現: 女性在停經前很少問題，停經後問題驟增，顯與雌激素（女性賀爾蒙）有關。於是對老年女患者給與雌激素，似乎稍有效果，可是副作用頗大，只好愼用停用。

近年研究發現: 缺乏運動後，肌肉（包括骨節、骨質）開始廢用性退化，新陳代謝衰退，組織萎縮，骨質排失鈣磷，導致疏鬆脆弱易折。一旦恢復運動，這些情況立刻改觀，恢復正常的代謝運作，骨節骨質又開始吸收養分，並進行修補工作。所以有些專科醫師的最新處方是「運動」。

現在讓我們重新檢視一下上述關連因素:

①衰老（年齡因素，毫無辦法）

②鈣缺失（補充鈣質效果不顯且有副作用）

③維生素D不足（補充維生素D，效果不高）

④雌激素缺乏（有小效果，但副作用大）

⑤運動（基本原因?）

原先認爲衰老是唯一原因，當發現鈣與維生素D原因時，衰老因素後退了。最後發現運動才是基本因素時，原先的因素都後退了，甚至被遺忘。然而事實是: 運動確爲基本因素，可是其他因素雖然後退並未消失；有些人飲食中缺鈣等微量元素，有的人不接觸陽光（難獲維生素D），均須改正，最好養成習慣；女性停經後除了雌激素，活動減少等均可能有關連。近年又發現: 白糖及制酸劑（消化藥主成分）的長年攝取，可能嚴重傷損骨質，必須留意。

換言之，骨質是藉著運動才能保持強韌，並且要注意營養因素、接觸陽光、小心白糖及制酸劑。

這就是「關連思考」，假如認爲這太痲煩，既然自己蠻健康，何苦找痲煩，即使萬一出毛病，大不了看醫師，花點錢吃點藥就是了，那就是單純思考，可惜的是: 人體硬是複雜精細，關連多多。

2. 以血糖增高（糖調節障礙）爲例

血中糖分太高不好，太低也不行。美國的標準是 80～120mg/100cc，巴西是 70～110，東方人以 60～100 爲宜。

血糖是人體的熱能來源，與氧並爲生命的主要消耗材料。

血糖值也是波動的，一天中間高高低低在變動，飲食尤其澱粉類經消化吸收後就成爲糖分，於是血糖就升高，吃糖更會直接提升，而運動勞動就消耗。通常升高後會自動降低，逐漸接近上列正常標準。假如不會降低，例如200或更高，就是自動調節機構出了問題，可稱「糖調節障礙」，對於全身組織都可致傷損。

爲減少過多糖分，乃由尿中排出，故稱「糖尿病」(diabetes)。中醫稱「消渴」(糖代謝困難致消沉消瘦，爲稀釋糖分總是口渴想喝水)。

有一研究者切除狗的胰腺後，其尿中出現糖分，才發現胰與糖的調節有關。後來進而了解胰島細胞分泌激素(insulin)具有控制血糖功能，所以人工製成的胰島素就成爲對付糖尿病的利器。

通常以爲它是治療糖尿病的唯一方法，其實並不眞確。實際上人造胰島素可降低血糖，卻不治療傷損的胰功能，且有可能導致胰腺的廢用性退化。而且奇怪的是：有些人血中胰島素並不少，可是具備糖尿病的症狀，對這種情形，注射胰島素毫無意義。

日本京都大學的研究人員於 1989 年發現：運動缺乏時，負責將血中糖分引進肌肉細胞的特殊蛋白質數量減低功能減弱，致血糖値難以下降，卽使其胰島素分泌正常。

這個發現可以解釋「假性糖尿病」之謎。卽胰島素分泌正常但血糖値居高不下。現在我們了解：胰島素調節糖代謝，但是運動亦具有基本重要性，胰功能與適當運動乃是糖調節的兩個不可缺要素。

胰腺除分泌消化液與膽汁合注十二指腸外，還有四種島形細胞，分泌四種不同激素，有的作用是提高血糖値，有的是降低血糖値，四者合作協力，調節血糖的正常運作。

過飲過食過量糖分可能傷損這精細的結構，如再缺少運動，情況卽趨嚴重，在過多過久的傷害下，胰島細胞功能衰退，導致糖調節紊亂、困難，進而障礙（致病）。

在嚴重傷損致病後，想以藥物治療輕易痊癒，實不可能，雖然可以壓低血糖值，但不解決根本問題。

糖調節障礙不是壞運氣帶來的，實在是年深日久的生活方式累積的後果。

事實上，它確實會以「痛」這個體能語言通知大腦，可惜它位於胃後，總誤以爲是胃不舒服。有一位可敬的老教授我的鄰居，在「胃痛」20年後方才發現原來是胰在痛，可惜爲時已晚。

下次當你吃多了感覺「胃」不舒服時，最好連想起它後邊的「胰」也在受苦呢。

假如常渴、易餓、尿多、疲累、傷口癒合慢、常常發炎，就表示情況相當嚴重，血糖值當已越過 150 而接近 200 了。

如果逞強而繼續吃喝少動，就是走向生命障臨。上策是立即檢查生活方式，把所有的關連因素全部羅列出來，予以仔細研究，以免拖到胰的自我修補能力喪失，那時再吃藥也無法挽回了。

讓我們重新檢視「糖調節障礙」的關連因素：

1）血糖值宜在 60～100 之間，如達 150 就應當採取行動，不要拖到 200。

2）血糖值是波動的，吃東西尤其澱粉和糖就升高，運動勞動就降低。如空腹時仍不降低，表示糖代謝及調節功能出了問題。

3）血糖的調節控制是胰島細胞激素的功能——四種激素合作協調，而不是一種，胰島素只是其中之一。

4）人工胰島素只能降低血糖，而不是四項合作協調，所以過少無效過多危險，它也不能治療胰功能傷損。日本有一對夫妻就是用大量胰島素結束了生命。

5）運動是糖代謝所需特殊蛋白質的必要條件，即使胰島素分泌正常，缺乏運動時血糖值亦會居高不下，因爲糖分難以代謝消耗。

6）血糖值雖高，但細胞仍缺糖，故感覺疲累又飢餓，不吃飢餓難忍，吃了更增血糖，變成惡性循環。為了稀釋高血糖會感覺口渴，不喝水渴得難受，喝多水增加腎臟負擔且多汗，更感疲勞。

7）過食傷損胰功能，再缺乏運動，減損代謝，問題乃趨嚴重，過久之後，乃致障礙，血糖升高。這是生活方式的累積結果，不是命運。

8）人體修補能力甚強，趁尚未嚴重以前，改善生活方式——飲食、運動、淨息。

以上就是關連思考，假如你嫌麻煩，可再簡化：

①運動是糖調節代謝的首要條件。

②胰島細胞複雜精細，過食可予傷害。

③常渴易餓就是信號，立即改正生活，恢復胰功能。

一個原則：簡單事體可用二分對立的單純思考；但是複雜問題，必須多找關連因素，仔細考察，以減少誤失。例如：頭痛，發燒，血壓增高，血脂增高，血糖增高，或膽固醇高，心腦血管問題等；都要用關連思考，以求了解透澈周全。

〔八〕 潛能的發展——情緒與智能的合作

大生物學家小赫胥黎（J. S. Huxley，是《天演論》作者 T. H. Huxley 之孫）認為：「人類個體的發展潛能是永無窮盡的。他的一生都在發展，並且能在各方面作各種不同的發展。」把他的見解應用到大腦新皮質——智能上看，更是適切。人的智能眞是具有無限潛能等待發展。

人類先驅發現了木、石工具，就給智能帶來莫大的影響和進步，大腦皮質有一大部分就是司理手的活動。

今天人類應用的工具眞是太多了：從語言文字數字到科學儀器、電腦，都給智能提供效能，故今後的發展該是無從估計無限遠大。

腦神經細胞大部分是出生時已經長成，但智能的發展卻依靠腦上層神經細胞間的連絲配線，這是出生以後的工程，所以生長環境非常重要。

所謂「天才」的橫剖面，是可驚可奇的成就，而其縱剖面常有早期學習與興趣推動的潛能發展過程。最容易具備這條件的常見例，就是語文。

語言文字的運用與腦部的發展，具有密切關連；只有在接受充分的語文刺激，頭腦才能豐富靈活。尤其「雙語教育」（母語及另一種外語）不僅是時代的需要，更可增加智慧。無論哪一種語文，都有它獨特的構造、文法、詞彙，所以懂得多，就是擁有更多接受訊息的工具，也就擁有較強的思考能力。

美國的頭腦研究專家證實：幼年早期可以同時學習多種語言，不會混淆。

藉著學習和經驗，智能可以繼續發展，假如有「興趣」在下邊推動，那發展的速度，高度、寬度、深度會更大，也就是潛能的發展。阻礙的負因子不是年齡，而是：①血流不暢、血質不佳可傷腦神經細胞，②失缺好奇和興趣，表示連絲硬化。

另外一個發展所需條件，就是鼓勵性的環境，而不是嘲笑和打擊。在家庭中是父母的言行作爲，在學校中是教師的態度和方法，在社會中是工作環境和風氣。

把一個人擺在鼓勵發展上進的環境中，就是他日後有成就的關鍵。所以對於子女的發展，爲人父母者常爲關鍵，對於學生的發展，爲人師表者常爲關鍵，對於屬下的發展，上司主管常爲關鍵，對於社會的發展，身居要津者常爲關鍵。

美國費城人類潛能開發研究所的專家認爲:「幼兒的腦子像個空白的電腦。你往腦子裝入什麼,他就有什麼。你給他裝入知識、道德、愛心,他將來就會成爲有用和善良的人;你若給他裝入自私、殘暴,他將來就會成爲愚昧無知、橫行霸道的人。而且從出生到6歲裝進去的東西,常常是終身抹不掉的。

人腦是個非常奇特的容器,是世界上唯一裝不滿的容器,你裝多少,他就接受多少。」

這個人腦類似電腦的比喻,對於智能的基本階段——記憶、認識,頗爲適合,但對於智能高級階段——理解、判斷,或最新階段——推理、想像,顯然並不適合。

這種方式也能爲世界上「造就更多的優秀人才——智力超羣,品德高尚,甚至造福人類。」但只缺了一點:這裏沒有自由的超乎意料的發展。

腦上層的發展與木、石工具的發現,在時間上極爲巧合。眞的是「巧合」?智能的發展,才是發現工具的先決條件,而工具的使用又促成智能的新發展,正是互爲因果。

因此對幼年的早期教育,先提供工具性的玩具較爲順乎自然,然後才是語言、文字、紙筆,至於道德的觀念似應放在再後邊。

爲了促進左右腦的平衡發展,左右手的通用訓練,顯然有其必要,而不是獎勵右手打擊左手。雙手通用,筷子、刀叉、剪刀、打球、打字都無困難。

腳的訓練:步行、跑跳、游泳、單車、踢球、踢毽、跳繩等等都値得學會,早學比晚學好。

人出生後一直是在「嚐試·錯誤」的過程中獲得經驗,取得進步。雖然藉著語言、文字可以獲得別人的經驗,但並不減損「嚐試、錯誤」

的重要性。

假如怕失敗不敢嚐試，當然就不會錯誤，但也減少腦的運動機會；假如你教育子女如此，就在減損他們的頭腦健康。

你以爲是「穩紮穩打」、「妥當愼重」，實際上是懼怕實驗試驗及異意、異見——很可能是創意、創見。一個人或一個團體，能否容許異意、異見，是否鼓勵創意、創見，就是能否進步是否硬化的標識。

中國民間有一個「鄒二大爺」的故事：村中有一家小牛頭角攢進缸裏，怎麼也拉不出來。只好著人請鄒家二大爺來想辦法。二大爺來了一看，吩咐叫把牛頭割下。割下頭後還拿不出來，二大爺又吩咐道：「把缸打破就行了。」

這是編造的故事，嘲笑這位鄒二大爺胡說八道，是「謅二大爺」。其實可以推想，常日排難解紛想辦法出主意都是找這位二大爺解決的，現在竟編出這荒唐故事諷刺他，可見他雖然常好心幫忙，卻並未受到尊重。

在這樣的社會中，不可能出現創新的事業，中國從諸子百家後二千年未見進步發展，似乎有它的下層原因。

相反的，日本近年的工業進步經濟發展，也有它的下層因素：一般公司工廠，工作人員凡提出新主意必受重視，如有利生產改進，則發獎金。

一邊是重視獎勵，另一邊是諷刺嘲笑，其間差別太大；只有在鼓勵性的環境中，才會有發展性。

①你有沒有嘲諷異意、異見？（在家中，友朋中，公司中）

②你敢不敢提出異意、異見？（在家中，友朋中，公司中）

③你能不能容納異意、異見？

④你會不會在異意、異見中找出創意、創見？

⑤你願不願在家庭中，學校中，公司中，增進鼓勵性的風氣？這不但有利和諧進步，還有益智能發展。

〔九〕語言與溝通——情緒語言與智能語言

人體內的神經傳導，如視為一種語言，一定很有意思。例如把「痛」、「癢」、「痠」、「麻」、「脹」、「不舒服」等視為體能的語言，了解它，重視它，對於健康定有幫助。

它在沒事時從不給你找麻煩，所以你不感覺身體任何部位的存在，只有在有苦有難時，才發出信號請你注意照顧。

所以下次你什麼部位「痛」，別以為它在找麻煩，而該弄清原因，設法解決。你頭痛或胃痛時，不要討厭之餘，吃止痛藥壓下去，最好是研究一下，找出原因再來解決。這一點「體能」自己不會辦，只有「智能」才有辦法。

至於各種各樣苦樂的表情、動作、聲音，大都是表達情緒的；還有表達快樂、愉悅、痛苦、憂愁等情緒概念的言詞，都可視為「情緒語言」。還有些言詞雖與情緒無直接關係，但目的是要滿足情緒需要時，也該歸於這一類。例如一個人講他釣的那條魚足有一人高時，就不必修正說只有 1.2 公尺長。

對於「情緒語言」最好是回以同類語言，否則就成為「話不投機」「無法瞭解」「溝通困難」。如果一個人訴說她受的委屈，你若分析條理，她聽不進去，反而認為你根本不了解她。假如不說一句話，陪她一起流淚，她會認為你是「知心朋友」。

另一方面，隨著腦上層的發展，在記憶、認識之上出現理解、判斷能力，進而推理、想像；由這些智能材料組合的語言，可視為「智能語言」。

這個智能語言與情緒語言顯然是對立的，但界限不甚分明，只是大致的區別。雖然二者常有混淆不清的缺點，但這分類法有它方便之處。那就是人與人間的溝通，常常發生困難，假如你明白語言的情緒性與智能性，了解到對方的語言性質，設法使用同類語言時，溝通就會容易得多。

知識分子喜歡使用智能語言，顯示「理直氣壯」，而它由邏輯組織起來時，更覺得「高高在上」，如有法令依據或科學根據爲靠山時，就「權威顯赫」。

兩代之間的「代溝」，除了時代背景及知識程度不同之外，語言不同當亦爲重要因素。甚至在夫妻、朋友、同事、異性間的溝通困難，也常有語言因素。

正像情緒與智能的關係一樣，當這兩種語言對立時，智能陣營永遠「最對」，情緒陣營總是「最強」，誰也不肯認輸投降。這個戰事可能長期下去，不如應用現代文明的「對話」，設法溝通，以求和平，大家都有好日子過。

〔**附註**〕　商業廣告的用語，都是情緒性的，這樣才會有效果。所以你若以爲「白紙黑字，賭定是眞」那就錯了。了解它的語言性質，對你這消費者有保護作用。

〔十〕 自由與風險

隨著文明的進度，每個人的自由亦愈擴大，人格受尊重，思想無限制，行爲少干涉。所以錯誤與冒險可被容許，選擇與判斷悉聽尊便，因此每個人要對自己負責任。

近年因興奮劑中毒甚至猝死者日益增多，這或許是「自由」的副作用。這個自由民主的現代文明，是由美國領先的，所以它的許多「副作用」。也在美國先行出現。

性行爲的自由帶來的性病及 AIDS 蔓延，是另一個由由的副作用。美國政府對毒品及 AIDS 雖然大力圍堵，但是能否獲勝卻是疑問。看樣子恐怕需要每個人能够保衛自己，才有獲勝希望。因此如何獲得知識，理性地保守自己，乃極重要。

美國這個自由的先進國，已經對自由開始加予相當限制：對於食品加工及藥品的製造，在品質及包裝上都有相當規定。對於交通尤其飲酒駕駛已有嚴格限制。卽使如此，並不保證人人安全，例如食品及藥品有說明其效能，但對負效能（副作用），總是含混甚至矇騙，因此現代人必須經常學習增進知識，以免上當。

從前，主要死因是傳染病：肺結核、霍亂、赤痢、急性炎症（肺、胃、腸）等，現代醫學尤其抗生素已把它們控制住了。現在，是生活致因的成人病（癌、腦及心血管疾患、糖尿等）最可怕，如果自幼養成好習慣，合理地生活，智慧地避免致病因子，這成人病的威脅也會慢慢減弱。將來的死亡首因很可能是「風險因子」，例如食品藥品的副作用，車禍，災害，性交感染，人爲傷害（自殺、殺人）等。因此，生活教育及智能發展將是未來的重要課題。

第六章　淨與息——生活要項之四

△身體的清理、整備

△生活安泰的必要條件

「淨」，指身體內外的清潔以及排泄功能順適。

「息」，指休息及睡眠。

這「淨」「息」在人生的戲臺上，不是前臺的主角，卻是後臺的要角，缺少它們這場戲演不下去。

〔一〕體外的淨（外淨）

人體皮膚汗孔據估算有(400±100)萬個，其中眞正會出汗的有(230±50) 萬個，肌肉組織經過它排汗。汗是水載尿素、尿酸、乳酸、鹽分等廢物，由體內排出體外，這是不可小看的排泄功能。

皮膚還有很多皮脂腺，分泌微酸性油脂，保護皮膚。

皮膚的表皮細胞像其他細胞一樣，經常在新陳代謝，衰亡細胞及角質皮層自然脫落離去。一個人每天脫落皮屑約近 1 g，身上汗毛每(100±50) 天交替脫換，這些脫落皮屑及汗毛，與汗及皮脂形成「污垢」。

污垢由於微生物的作用，發生酸臭氣味，積多後病菌、霉菌等開始繁殖，污損皮膚，所以需要常常浴身、換衣。這個「常常」在氣溫、濕度較高的時期、地區，意指「每天」，隨著氣溫、濕度降低而漸增爲2～3天或更多。有美國專家認爲不必每天洗澡。不過等到發出氣味時，一則有損皮膚，二則有損尊嚴。

特殊部位，另當別論，例如：

1）口腔　主司飲食、說話，必須保持清潔，維護牙齒健全，以便善盡職責。

①常常清水漱洗
②飯後用牙刷、牙線清除食物殘渣及菌斑
}以防蛀牙

③常吃蔬菜、水果，少吃糖，以防牙周病(牙齦牙根及齒槽發炎)，這是掉牙、拔牙的重要原因，值得留意。

牙刷的軟硬和用法，相當要緊，按自己情況選擇硬度，訓練自己左右手併用，順著牙縫方向刷。美國有些牙醫推薦用蘇打粉(baking soda)睡前刷牙，是要以鹼對付酸。

2）鼻腔　因呼吸污染塵埃，容易發炎，並致「過敏」，不僅痛苦亦常引起頭痛及感冒。影響學業及工作，是現代城市居民的麻煩問題之一。通常認爲這是「病」，所以想用藥物對付或就醫診療，但是都沒有根治效果。因爲它的根源是在「污染塵埃」，故治本辦法是：經常清洗鼻腔，讓本身抗力發揮作用。方法：吸進噴出，5～10下，每天3～5次。

3）眼睛　偶感不適或者紅、癢，原因與鼻腔類似，早晚及必要時以清水沖洗有益。

4）手　接觸東西太多，宜隨時清洗，尤其飯前洗手是好習慣。

5）脚　易積污垢，宜常清洗。「濕氣」、「香港腳」，其霉菌多爲嗜鹼性，不可用鹼性肥皂，等於助長它，最好清洗後用醋類酸性液浸泡。

〔**附註**〕

①皮膚係由微酸性油脂保護，經常多用鹼性皂不太合理，宜減少次數，或改用中性皂；利用海綿、毛刷、絲瓜瓤等，即足可清理。

②對於皮膚的保護，蘆薈（aloe）的功效安全可靠，尤其對曬傷、燙傷、火傷，癒復快，止痛，疤痕小。美國的洗髮精多註明含有蘆薈足可旁證。

③大小便後，常附留少許，用紙難以完全清除，用清水冲洗是較佳辦法。如此清洗可以防治發炎及痔瘡。

〔二〕體內的淨（內淨）

中醫古名著《傷寒論》說：治病有四法：「汗吐下和」。汗是皮膚發汗，吐是經口吐出，下是下瀉，和是全身組織的調和。

值得驚奇的是只用四個字就說明了中醫治療的主要方法。即使從現代眼光看，這些方法也站得穩，並無遜色。

請注意：汗、吐、下三項都屬排泄，可見排泄功能對健康是何等重要。

從生活健康觀點看，應可解釋如下：

1）汗　經常藉運動出汗，以排泄老廢物及疲勞素等，則可省免生病後吃藥發汗。

2）吐　吃的不對，感覺不適時，隨時設法吐掉最好。以手指輕觸喉頭可促吐意，吐時應多喝水，以清食管及胃並避免胃酸傷食道。過食時用消化藥雖助消化，但不能避免胰的傷損及糖脂過量，所以最好是吐掉，以免後患。

3）下　過食或誤食後已進入十二指腸，就不能經口吐出，只好設法向下早些排出。常常會自動下瀉，這是身體的自衛機制，故宜多喝水以助清理，通常腸清瀉止，不需吃藥。如下瀉次數太多則應補充「鹽糖水」（1大杯水，1大匙糖，1小匙鹽），以防脫水休克，並設法止瀉或就診。

另一方面，不可久積宿便，不可便秘，以防血液受到影響，「自家中毒」常爲衰老主因，故每天通便極爲重要。有的專家還認爲1次嫌少，2次最好。

通便順利的重要條件是：①經常運動，②經常攝取纖維質。有人不重視這兩個條件，而經常依靠瀉劑，實在不够明智。

不得已必須助瀉時，可以用蘆薈汁或鎂乳〔magnesium hydroxide, $Mg(OH)_2$〕，沒有副作用，值得推薦。

4）和　身體組織的調諧，與生活情況關連密切，各生活要項是否適當？值得仔細注意。光、氧、水都適當？飲食營養適當？運動適當？情緒、智能適當？淨與息適當？

調諧生活要項以期身體組織能够諧調，這是「生活健康」的最高要求。

留意各組織系統運行是否正常：如消化系統，循環系統，呼吸系統，排泄系統。

〔三〕內淨與排泄途徑

人體內的廢棄物有四個清除排泄的方式：

1）經腸排泄　消化系統吸收了營養、水分後，其餘廢棄物經直腸——→肛門而排出（大便）。所以大便顏色形狀的異常，即暗示飲食物或消化道的異常。

2）經肺排泄　循環系統的動脈血液（紅血球）經過細胞交出氧分子後，收集氣體性廢棄物（CO_2，CO），經由靜脈回到肺部予以排出（氣管→鼻腔，即呼氣）。

3）經腎排泄　循環系統靜脈中混溶水的廢棄物（尿素、尿酸等）經由腎臟濾出後送往膀胱→尿道排出（小便）。尿色或氣味異常，卽暗示血液或泌尿系異常。

4）經膚排泄　肌肉組織運動及新陳代謝所產生的廢棄物（尿素、尿酸、乳酸等）經由汗腺→汗孔排出（汗）。

爲了身體內部的潔淨舒適，這四項排泄管道必須暢順，不可停滯，更不可積存。但實際上卻常常發生停滯不暢甚至積存中毒情形。

如果是急性的停積，通常感覺出難受痛苦，知道是疾病，自會急於就診。然而慢性的情況下，不大感覺，不會警惕，於是累積結果就相當嚴重。

從腸管構造看，每天通便1～2次爲適當，4次以上可能是吃錯或吃多東西引起的自衛反應或發炎現象，常伴腹痛及下瀉。另一方面2～3天不通便就是便秘，因爲是慢性的，也無痛感，通常不大在意，繼續下去後腸中物開始分解而發生各樣毒素。尤其肉類分解（卽腐敗）後，產生強烈毒素，可致頭痛、腰痛、肩痛，或下瀉、發燒；如再繼續下去，也會成爲動脈硬化及成人病的原因。便秘持續後，肝功能受損，致解毒能力減低，勢必影響全身。

便秘的致因除習慣性外，運動不足，飲食不當（尤其缺纖維質），情緒不穩常常有關連。

所以改正習慣，便後淸洗之外，多做運動多走路，以植物性代替動物性食品，尤其蔬菜、薯芋、糙米、全麥等纖維質，再設法將緊張轉變成波動（緊張～鬆弛），四項並進必有助益。否則想以藥物輕易解決，實在不是根本辦法，反而增添問題。

日本成人病專家醫學博士森下敬一研究發現：消化、吸收就是食物→紅血球的過程。如在腸中發生腐敗現象，造血材料亦受污染，影響血球品質，進一步身體細胞品質亦必惡化，易於發炎，炎症潰爛形成腫瘍，腫瘍惡化形成癌變。

〔附註〕：**便色**

便色與面色是健康的二個標識。每天留意自己和子女的便色及面色是個好習慣。健康的便色是黃褐色，軟而成形。多食肉則便色趨深，故肉食者爲黑褐色。

便色來自膽汁黃色與食物的混合。灰白色常示膽汁缺少，黑色暗示上消化道出血可能，紅色可疑大腸出血，痔瘡破裂出鮮血。

這些異常情況如1～2天卽恢復正常，可能爲食物或藥物所致，如生活正常後仍持續時，則應帶同様品請求檢驗。

日本 1989 年子女最多記錄是18個孩子，並且都活的很好。訪問者問這位母親：你沒有佣人，怎麼照顧得過來？她說：很簡單，只要每天望一下他們的面色和便色就夠了。

循環系統靜脈血液中紅血球的紅色素所載運的是二氧化碳（CO_2），送到肺臟經呼氣排出。血紅素本來在動脈中載運氧，送給全身細胞，爲新陳代謝必需。這個由肺送氧給細胞，再從細胞帶二氧化碳回肺排出，雙方面都是日夜不停刻不容緩的要務。細胞缺氧不能工作，如不及時排除二氧化碳，也是問題嚴重，短短幾分鐘就可能致命，這是「急性」的，由於我們的肺臟極爲堅靭，故難以發生障礙。

但是慢性的缺氧或者積存二氧化碳，常被忽略或誤認。例如：久坐久臥後頭昏眼花，腰痠背痛，一部分原因就是二氧化碳積存所致，這時起身活動，讓血液暢通，可助排除。所以運動與呼吸關連密切，日久年深累積的二氧化碳，終必帶來麻煩。

過度緊張會暫停呼吸（「摒息」），將持續的緊張設法練習改爲波動——緊張～鬆弛，可應用「腹式呼吸」或「默想」。

污染的空氣或塵埃對肺機能有害，吸煙更不好，常常感冒傷害呼吸道尤其肺氣囊，累積結果更應警惕。保持鼻腔淨潔，可以減少感冒。維生素A對呼吸系及粘膜有保護作用，常吃點胡蘿蔔或南瓜有益。

循環系統靜脈血液中混溶水的廢料，經腎濾出，這個過濾工作是兩個腎各100多萬個精細「腎單位」擔當，像心及肺一樣，腎也是永無休息。它的工作本來就相當繁重。假如血液中脂肪及糖鹽過多時，更加重困難；萬一再缺運動，血流不暢，更使腎難以工作；日久年深累積之下，腎功能自必受損，減低過濾能力。

情緒的緊張、煩惱時，腎上腺激素大量分泌，如持續過久，這種激素也變成傷害因子。

通常腎的過濾量是(1.5±0.5)公升的尿液，如低到0.5公升以下，就表示血中廢料無法濾清，持續後可導致「尿毒症」，必須「洗腎」才能維持生命。

雖然腎功能障礙輕微，可是日積月累的廢物存留血中，也可導致慢性疾病和痛苦，例如尿酸、尿素的滯留導致關節尤其下肢痛疼(痛風)。

所以你必須顧念腎的工作辛勞，要體諒它而不要傷害它。不要讓血中脂肪及糖鹽過高，經常做些運動，情緒不要持續緊張或低潮。

皮膚的排泄功能與腎臟有些類似，混溶水的廢物在血管中則經腎濾除，如在肌肉中則集中到汗腺過濾排出爲汗水。爲調節體溫而放出的汗水只經過汗腺的簡單過濾，在運動或天熱時，其量不小，夏季炎熱時卽使靜靜坐著也可出汗1～2公升，稍微運動可達3～4公升。汗水帶出的廢料(尿素、尿酸、鹽等)與尿水相近，故爲「互補」：汗多了，尿量減少；汗少了，尿量及廢物增加。夏天尿少，冬天尿多，常可經驗。

荷蘭鹿特丹大學的研究人員證實：熱水浴或蒸汽浴的大量出汗，可以代替洗腎的次數。洗腎是對腎功能障礙者減除血中尿素及鉀鹽的辦法

——痛苦又昂貴，現在可藉大量出汗以爲替代。

坐式工作者及 中高年人經月常年不出汗，想必是將這部 分排泄工作，轉加給腎臟了。因此現代人的腎實在受到兩面夾攻：①過多的營養熱量→過高的血脂血糖，②過少的運動活動→過低的血流和排汗。

爲了對付這種情況，身體只好提高血壓來解決困難，可是偏偏有人要用降壓藥對付它，多可憐的腎！

在人體內臟中，胃、腸、肝這消化吸收陣容，工作雖繁重，但有休息時間，且於傷損後可以修補再生；然而心、肺、腎這血液循環及潔淨排廢陣營，永無休息時間，且因結構精細受到傷損就難以再生修補，因此之故，需要格外照顧。

〔**附註**〕

1「節食日」

每月1～2次「節食日」，可減低血脂血糖，對內淨大有幫助。當天只飲水，可加果菜汁。次日僅食粥類，以便適應。

這樣的內淨法可以清腸清血、爽身爽腦，沒有副作用及危險性，工作活動可照常。血脂或血糖或血壓高者，可試每月2～4次節食日。

2特殊排泄

除上述經常的主要排泄方式外，還有些臨時的特別排泄，在人前宜避免：

1）嚏——「噴嚏」，鼻腔排除異物。（立卽清水冲洗鼻腔，可免續發。）

2）咳——「咳嗽」，氣管排除異物。（今天大概不會有人還「隨地吐痰」。）

3）嘔——「嘔吐」，胃排異物。（立卽大量飲水。）

4）嗝——胃排廢氣。（嚴重時應吐出胃中物。）

5）屁——腸排廢氣。（嚴重時應瀉下。）

〔四〕清血之道

內淨的最高要求，實在是血液的潔淨。血的清濁正是各種成人病的關鍵，也是健康與否的關鍵。

血淨的具體意義，應該包括三方面：

①血質適當——氧、糖、脂適度，廢污低少。
②血流暢順——血壓心率適當，沒有栓堵。
③血管柔韌——平滑，沒有傷損硬化。
（三者關連，互相影響。）

1. 關連因子〔按自己情況，依重要次序在○中註記號碼〕

○心臟功能關連血液輸送。

血壓正常？近$\frac{120}{80}$？上下壓比例近$\frac{1.5}{1}$？心率在(70±10)?

○肺功能關連血液清濁。

氧的吸收輸送正常？二氧化碳排出正常？

○腎功能關連血液清濁。

尿素尿酸排除正常？酸鹼調節正常？

○腸功能關連吸收與排泄。

膽固醇　(180±40)mg/dl?

中性脂肪　(90±40)mg/dl?

磷脂質　(190±40)mg/dl?

通便　每天1～2次？

○肝功能關連血脂血糖的合成、分解、儲存、動用。

常感疲勞？

○胰功能關連血糖調節。

血糖 (80±20)mg/dl?

○脾功能關連血球的分解、儲存、動用。

紅白血球正常? 常吃葉綠素?

2. 採取措施

○經常運動(第1類)

以利新陳代謝,血流,及內臟功能,尤其肺功能(吸氧、排污);並減血壓、血脂、血糖值。

○順暢情緒

以免過多緊張素積存血中。

○注意熱量

注意食物,尤其澱粉及脂肪,以免熱量過剩積存及胃腸肝胰腎負擔過重。

○改善飲食

改動物性爲植物性食品,改精白米麵爲保全胚芽的米麵。注意纖維質及葉綠素,綠黃蔬菜及水果以及根菜類。留意維生素A、C、E(在自然食品中攝取)。

避免過氧化脂質,以減血管傷損。

實行「節食日」(每月2~4次,例如初1及15,或逢5,或每週1次)

減少鹽糖,以減腎胰負荷。

○通順排泄

大便暢,以免造血材料污濁,

汗及小便暢,以免血液污濁。

○清淨措施

維生素C與水，有助清血；

藥草茶（何首烏，薏米，枸杞等），有助清血。

3. 注意事項

○注意過氧化脂質及霉變食品。

○注意煙酒及鹽・糖。

○注意體內廢污積存。

○注意運動及按摩。

○注意青菜水果（維生素A、C、E）不缺。

○注意動物性食品尤其大動物。

血液檢驗數值

血脂及血糖，它們本身沒有好與壞，適度才是好，過低過高就是壞。

	過低	適度	過高
膽固醇 mg/dl	110−	180±40	250＋
中性脂肪 mg/dl（甘油三脂）	10−	90±40	160＋
葡萄糖 mg/dl	20−	80±20	150＋
酸鹼度 pH	7−偏酸	7.4±0.05	8＋偏鹼

註：上列數值，依日本標準，稍低於美國標準。

〔五〕息——休息、睡眠

農業時代是「日出而作，日入而息。」息就是休息、睡眠，就是恢復疲勞。

休息與活動、運動是對立的，一邊是鬆弛，另一邊是緊張；一個是低潮，另一個是高潮。這是一種波動，適度的高低潮波動才合理有益。否則，白天休息，晚上又是休息，就是低潮的連續，不僅無益而且有害——導致廢用性退化（「痿」）。這不僅適用於體能，也適用於情緒與智能，也一樣需要緊張～鬆弛，高低潮，波動。

體能由腦下層主司，情緒是腦中層主理，智能活動在腦上層。過多過久的休息會導致廢用性退化，不論體、情、智都相似。

從前過於強調休息，因爲常識中總是「勞累致病」，所以不勞不累完全休息才是養生之道。其實這個誤會是因爲對疾病及生理機制缺乏了解。

致病因子，你不了解，疲勞感、不適感、痛感的體能語言也沒了解，繼續逞強勞累到倒下爲止，於是變成「勞累致病」。

另一方面，生理的原則——波動，緊張～鬆弛，高低潮，從前也不了解。過長過久的緊張，持續不復的疲勞，當然也是傷害因子。

不僅體能如此，情緒及智能也是一樣，從波動觀點來看情緒，比較容易了解。事實上情緒與體能同樣需要緊張～鬆弛，高潮低潮，動靜波動，也同樣會受到傷損，導致障礙，會生病。所以從前講究「修養性情」的最高境界是「靜如止水」，不盡合理；另一方面把情緒障礙認爲是「精神病」，極可怕，敬鬼神而遠之，同樣不盡合理。現在我們了解：情緒也是波動的，也會生病，也需要照顧，不過它是在腦中層。人類不論東西方一直都以爲它是「心」，在胸腔中間，事實上它是在腦部中間。

把休息尤其睡眠視爲波動的低潮，很多情況較易理解：

1）這時僅需要組織新陳代謝的氧，所以呼吸及心率可以減慢，血壓可以降低。

2）這時熱量消耗減少，所以血糖可以維持較低水平。

3）這時活動減少，體溫也可以回到較低水平。

睡眠，只有腦上層及中層可以得到休息，腦下層因爲要主司生理活動（心搏、呼吸、傳送血液、吸收營養等），似乎永無休息。

腦中上層細胞在睡眠中排除疲勞素，補充能基，還要做整理工作，恢復秩序。一個動物的不眠實驗顯示：連續幾天不眠之後，其腦組織細胞顯出秩序混亂。所以睏倦時小孩會哭，大人會煩；睡醒時感覺舒服、振作。

正像對腦部我們瞭解很少一樣，對睡眠瞭解也不多。到 1950 年代才會利用電波電磁等方法對睡眠開始做科學的研究。

電磁所測腦的波動顯示：全身鬆弛後開始入睡，初睡時腦波漸小，心跳漸慢，體溫漸低；接著腦波變得大而緩慢，呈三角形波動，這時正在沉睡，不易醒轉；跟著是眞正熟睡，體溫可降至 35.5°C，到黎明時分，體溫回升終於醒轉。

新生幼兒要睡 16 小時，然後逐漸減少，這似乎與腦部的成長配線有關，長成後睡眠時間才穩定下來。

美國心理學家所做「睡眠實驗」顯示：少睡者與多睡者的差別不在後半段，而在初睡階段，多睡者花更多時間在這個朦朧狀態中。結論是：

「少睡者，精力充沛、野心勃勃、工作努力、忙碌不停、肯定自我、滿意自己。多睡者，具藝術美感、創新能力，不喜規範，不太肯定自我、職業及生活方式。」

當你僅僅睡了 5 小時，別抱怨「缺覺 3 小時」，很可能你已經睡够了。日本就有一批專家在提倡 5 小時睡眠制，認爲「這是最經濟最有效的睡眠時間。因爲再多睡就是浪費時間，而且體內增加二氧化碳，一點好處沒有。」

一般醫師常聽到失眠的抱怨。據估計：美國有三千萬失眠者，所以安眠藥、鎮靜劑是個大生意。但是很少醫師認爲失眠是一種「疾病」。不管你同意與否，最糟糕莫過於依靠安眠藥或鎮靜劑，它有使人精神恍惚、反應遲鈍、健忘等等副作用，如果同時飲酒，危險性更大，所以不少種類已被禁止出售。無論如何，駕車之前，千萬避免。

「定時定量」不知道是什麼人發明的，不過它確實在支配著每一個人。「飲食要定時定量，否則……」，「睡眠要定時定量，上床及起床要有一定之規。」如果生活情況天天一樣，也許沒大問題，可是現代社會及生活，變化多活動多，想維持一定生活規律頗不容易，如果你是定時定量主義者，勢必困擾萬分。

這個定時定量，並非鐵則，沒有必要強迫自己遵守。如果不餓何必硬吃三碗飯？你可以少吃甚至不吃。如果不睏，何苦上床受罪？如果曬了太陽走了路，睏上來了，爲什麼不可以提前上床？想通些，想開點，事情會好轉些。把藥丸收起來，試試「餓了吃飯，睏了睡覺」，利用時間（這是人生最寶貴的東西）做點事情，工作也好，興趣亦可，睏了再睡。醒得早些也不是大禍臨頭，起來做做淨課，做做操，早晨的時間可眞好。如果好好利用，可以增進健康還可以學一種外國語。白天睏了當然可以睡個午覺或打個盹，其實你很可能就是那個「精力充沛，工作努力」的少睡者。

睡眠似乎是「腦幹」（腦基層上端）在主司。法國一專家發現：腦幹內有一部位，其神經細胞呈現規律性的抑制與興奮狀態（按卽鬆弛與緊張的波動），似爲睡眠與淸醒做著調節控制。這一機制大概相當於所謂的「人體生物鐘」。

動物實驗表明：「腦幹的部分神經元，在睡眠時沉寂無聲，但在醒時則發出啪啪聲響。腦幹的這種神經衝動傳至大腦後，大腦被喚醒便釋出一種激素，刺激腎上腺分泌兩種緊張激素，藉著血液循環喚醒全身。」緊張激素促人醒轉，緊張激素減少則易睡；而釋出緊張激素的腎上腺，其頂頭上司是腦下腺——情緒的伙伴，所以情緒對睡眠影響相當大。

體溫亦有關連：入睡後漸降達 35.5°C，隨著黎明逐漸回升，清醒時為 36.5°C。假如體溫不升就難以清醒，即使被喚醒也是無精打彩，如醉如癡。辦法是按摩頭、手、腳，洗個臉，出去走兩轉，喝點熱湯。

有一睡眠效果測驗，證實夜 10 時至晨 6 時的 8 小時睡眠效果最佳，而白天睡 8 小時效果最差。

夜10時～晨6時，（8小時）效果100點

夜12時～晨8時（8小時）效果 75 點

白　天　　　　（8小時）效果 50 點

這個睡眠測驗大概沒有排除個人習慣因素，如果他的測驗對象全是夜勤工作者，結果可能有些出入。因此，假如你的習慣不同，不必擔心。

另外一個睡眠與健康的統計表示：每天平均 7 小時熟眠者情況最好，4～5小時嫌少，而 10 小時則嫌太多，對身體並不好。

睡眠時數，雖無一定卻有個範圍限度，過多或過少都不太好。試列舉如下：

	青年人	中年人	高年人
體能工作者	8±1	7±1	6±1
智能工作者	7±1	6±1	5±1

一般而言，睡眠時數應為（7±2）小時，即以 7 小時為中數，再多或再少均以 2 小時為限。如超過此一範圍，即 4 小時以下或 10 小時以上，久之，可致傷害。

體能工作者耗用體力多，肢體肌肉積存「疲勞素」多，睡眠不成問

題，且爲清除疲勞素常需較長時間。

智能工作者耗用體力少，積存「疲勞素」少，但是緊張壓力多，故「緊張素」（腎上腺激素）多，故睡眠時數較少，也易發生睡眠紊亂——失眠問題。

隨著年齡增加而睡眠減少，一直都以爲是自然現象。現在從「疲勞素」與「緊張素」來看，就更容易理解，而不是年齡與衰老問題。

現代文明確實減少了人的辛勞，但也增加了人的緊張。假如不設法減除或適應這些緊張因素，日積月累年續終將導致傷害。尤其中年人常常感覺週身不舒服，到處有問題，可是就醫診查又查不出疾病所在，換言之，找不出身體疾病。通常醫師就認爲這人沒病，日本醫學界稱之爲「不定愁訴」。

其實顯然是多年的情緒困擾、睡眠紊亂導致的結果，多半是2、30年的累積傷損，正是必須解除恢復的時候，如再拖延（例如吃點維生素、安靜劑，或者人參、補劑等），勢必繼續累積問題。等到發生胃腸潰瘍、情緒障礙（所謂的「精神分裂」或「心理變態」等等）就嫌太晚。

有些高位者常「震怒」，有些主管常「暴跳如雷」，有些人常發脾氣或莫明其妙的犯罪，多爲情緒困擾的表露。

如此看來，任何人（包括高年人）正常的睡眠都應該有（7±1）小時，才能獲得足够休息，並積聚足够能基，以迎接亮麗的明天。

當然，睡眠的環境條件也值得注意：

①空氣清新？室溫適度？

②光線太亮？噪音太大？

③床、枕穩定？如太軟不够穩定可致關節毛病，最好是平床硬枕。

④被蓋，以「爽」爲宜，太熱太重不好。

⑤蚊蟲等干擾宜去除。

此外，有些藥物會提神醒腦，茶及咖啡等都有類似作用。

最基本的問題還是多緊張少運動導致：①情緒不穩，②智能不歇，③肌肉不鬆，④胃腸不適，⑤血流不暢。這是現代習慣性失眠的主要原因，爲改善或治療這種情況，不是藥物，不是安眠藥，而是少緊張多運動：走走路，跑跑步，爬爬山，曬曬太陽，想得通，看得開，檢查自己的生活方式，找出問題，走出困境。

入睡困難，可試行如下：

△先做「魚游」運動（仰臥，仿魚游擺動全身），速度可緩可快。疲累時做下節。

△腳部屈伸，將腳尖向前伸直，再向後拉回，配合腹式呼吸，要緩要慢。做累時再換魚游。

△反復做到睏意濃厚，轉側入睡。

△此項運動雖極簡單，但對身體各部分都有幫助，多做更好。正是增進健康幫助睡眠，不是「一舉兩得」？不過這是暫時辦法，根本辦法是多運動少緊張。

△註：一切生氣上火、提心吊膽、鷄毛蒜皮的事，只好明天再管了。

再睡困難，一覺醒來，時間還早可是再也無法續睡。於是輾轉反側，心煩意亂，思前想後，迷迷糊糊。這種情況主要是來自運動不足，故怨天尤人不如起身運動，例如：

△全身按摩（頭、頸、面、肩、胸、腹、背、腰、腿、腳、肘、手；然後手心、手指、腳心、腳趾）

△輕緩運動（甩手屈膝、波浪運動，嬰孩運動，……）

△睏了，就回床做做「魚游」「腳屈伸」試睡；

不睏，就起身做事。白天睏時自可補一覺。

年紀越大睡眠越少是「通常」情況，卻不是「正常」情況。因爲活動少、勞動少、運動少，而且血流差、血質差、血壓差，故睡得少易醒轉。如果設法改正了這些糟糕因素，也會睡好（7±1）小時，那才是「正常」。

假如你認爲睡眠少容易醒，乃是老年的自然現象或正常情況，那就只好聽天由命了。你的好朋友和好醫師都會好心地這樣勸解你，盼你心平氣和接受「自然規律」。

假如把睡眠分爲 1～3 等：

①躺下就睡著，一覺到天亮，白天小睡也方便。這是有福的人，第一等。

②夜裏睡得好時，就難午睡；夜裏睡得少時，也可補個午覺。這是普通人，第二等。

③夜裏常失眠，午覺也不沉，常感疲倦。這是苦難的人，第三等。

假如你是第三等，又不甘心繼續下去，就先做個體檢，然後仔細檢查生活各要項，應用關連思考做個作息時間表，把運動安排進去，加註你個人的注意事項。認眞做 3～6 個月，就不難升到第二等。

〔六〕正視疲勞

有的專家認爲睡眠是一種祖先遺傳下來的習慣，實在並非必要，最好是革除這個浪費時間的惡習。

但是有一動物實驗卻證明睡眠是身體必需的。把狗分爲 2 組，A 組只給食物，不准睡眠；B 組只准睡眠，不給食物。

幾天之後，A 組狗一個接一個倒斃，而 B 組狗雖然衰瘦卻沒有死亡。可見睡眠比食物更緊要。

解剖 A 組狗體發現其腦神經遭受許多破壞，是爲死因。可見睡眠並非「習慣」而已。

人若不睡覺又會怎樣呢?

有一個實驗，讓一批人四天四夜不睡，結果發現下列情況:

①煩悶不安	②暴躁易怒	③優柔寡斷
④反應遲鈍	⑤思想緩慢	⑥記憶減退
⑦精神渙散（注意力不集中）	⑧非社會性（不能與人相處）	⑨非倫理性（失卻道德控制）
⑩盛怒難抑	⑪反覆無常	⑫精神錯亂

可見腦部已受相當影響，如再繼續恐怕難免發生不幸。

這些實驗結果足可提醒我們，「疲勞」應當受到重視。它不僅表示體能的忍受程度，同時也表示情緒及智能的忍受程度，並且還可能暗示身體組織的問題和困難。

把疲勞分爲肉體疲勞與精神疲勞，雖然方便但不够明確。實際上「疲勞」包括兩種成分:①疲勞素，②緊張素;前者是肌肉活動產生的廢料（尿素、乳酸等），後者是情緒緊張的催動因子（腎上腺激素等）。

緊張素促你振作，疲勞素促你休息。爲了減除疲勞素最好是睡眠，其次是休息;而爲要減除緊張素，最好是運動、出汗，其次是睡眠。

所以因過度緊張所致疲勞，常常難以入睡，並且睡眠也常難以除淸疲勞，因爲最好是運動、出汗。

疲勞，通常經適當休息及良好睡眠後，卽自然恢復。過度勞累導致的腰痠腿痛，2～3天後也會自然消除。

疲勞如經休息睡眠幾天後仍不恢復，就必須予以注意。持續的疲勞，雖無體能或情智的勞累，亦會感覺無端的疲倦，常常暗示組織出了問題或障礙。這種「懶」、「惰」、「倦」、「怠」，不可等閑視之，要正視它，解除它。

如果「體檢」沒有嚴重問題，就應該檢查你的生活方式，審思多年來累積的傷害因子，然後設計設法去一個一個清理。花上十分之一的時間解除它，應該不算慢，換言之，10年累積的問題，你用一年時間去清理，用合理的生活方式而不是用藥物。

如果你年紀還輕，要快速解決還有一個辦法：用2～3週時間去長途步行或爬山。走後歸來，感覺全身輕爽，表示復原，值得慶幸。否則就必須從新研究，從長計議；吃點藥感覺舒服些，就以爲沒有問題了，實在是騙己而已。

如果不喜歡甚至厭惡你的環境或工作，應當仔細分析一下原因何在，或者與知心朋友共同研究，或者請教專家，設法改善；如還不能改善，應當改換環境或工作。不必擔心，換個喜歡的工作，你會變另一個人：學習快，工作好。

疲勞本身不是嚴重問題，也不會致命，但是它所代表的意義——可能的傷害因子積累結果，可能嚴重。尤其過度疲勞，傷害減弱抵抗能力，值得警惕。抗力減低後，隨時可以感染任何疾病，每個組織都會出問題，故不僅致病，還容易致命。

緊張素過多導致的過度疲勞，就是走向生命障隘的帶路者。

第七章　生命保衛與生命障隘——抵抗能力與瘀痿疢瘍

〔一〕抵抗能力

一個人很少生病，我們說他「抵抗力強」，這個「抵抗力」至少包括「適應」「調節」「防衛」「修補」四種機能。

整個生物進化史就是個「適應」的過程。人類既然走在進化的先端，顯示適應能力高強超羣。沒有長出尖牙利爪，而發展出高明的大腦新皮質，大概就是最好例證。

大氣溫度常常變動，但是人體溫度最適範圍卻是(36.5±1)°C，越過限度後即感覺不適，換言之，最低35.5°C，最高37.5°C，再低或再高都不舒服。為了維持體溫在這適度以內，必須經常「調節」內外之差。

衣服及房屋正是這調節能力的輔助產品。不過穿的太多或蓋被太厚，也會減損調節能力。

血中糖分是全身細胞熱量來源，不能太少，飲食後糖分會驟然增高，太低太高都不可以，由胰島細胞的四種激素分工合作調節血糖在適度範圍以內。

血中脂肪（膽固醇、中性脂肪、磷脂質等）亦須經常維持調節在適度範圍之內。

體液的酸鹼平衡以及鉀鈉平衡，都須經常維持適度。這許多調節工作都是晝夜不停。

調節工作的重要角色似乎是人體的許多腺體：腦下腺（垂體）、甲狀腺、腎上腺、胰腺、胸腺、以及肝臟（多功能的腺）等。腦下腺像是總指揮，它接受腦部尤其腦中層情緒的指示後，即分泌多種激素通知周身有關腺體分工合作。腎上腺是緊張、備戰的要角，甲狀腺體形小可是功能不小，它幾乎關連全身組織，例如心臟搏動、營養熱量的燃燒、身體的成長與諧調、神經系統、性機能、體質資質、均勻美麗，幾乎難以找到一種作用與它毫無關連。這個甲狀腺需要碘，生長早期如缺乏，可導致終生傷損，如食鹽中無碘必須常吃海藻類含碘食物。

過食過糖過脂，對胰、肝不利——調節困難。過多過久的傷損可能導致疾病——調節障礙。

人體內外到處都是病毒細菌微生物，但是我們卻很少生病，有時受傷或生病也會很快復原，這都是防衛能力——體內抵抗病原體的免疫功能之功勞。

人體血液是由血漿及許多種血球構成，其中一種「白血球」，就是抵抗外敵保衛健康的隊伍。過去以爲它是直接攻擊的戰士，現在了解這個抵抗系統很不簡單，它具有驚奇周詳的免疫功能。

白血球又分幾類：嗜中性、嗜鹼性、嗜酸性、單核及淋巴細胞，它們各有不同任務。其中淋巴細胞過去對它不太了解，以爲是沒有功用的衰退細胞，近年才發現它雖微小，卻是抵抗細菌病毒的有力分子。

淋巴細胞不僅在血管中活躍，還能在人體各組織中做免疫工作，常見的淋巴結（又稱淋巴腺）腫大就是它圍攻菌毒的方式之一。

淋巴細胞有二羣，一羣稱爲T細胞，另一羣稱爲B細胞，它們都具有免疫功能，迅速分辨外來的菌毒及內部發生的變異分子（包括變異細胞及癌變細胞），而設法消滅或圍堵。

來自臺灣現在美國研究的李遠哲教授，因對T細胞的卓越發現而獲諾貝爾獎。

來自日本現在美研究的利根川進教授，則因對 B 細胞的遺傳因子(DNA) 研究成果而獲諾貝爾獎。

對抗病毒及細菌等無數種類的傷害因子，怎麼可能在體內造出各種各樣合適的抗體？這個謎終於解開：原先認爲高級動物的遺傳因子穩定不變，然而實際卻是會按需要變化，甚至於會有目的地變化。

人體免疫機構可眞不簡單，各種細胞互相合作，依外敵的形狀而製出恰巧合適的抗體，以捕捉、消滅。

抗體是蛋白質的一種，由白血球的B淋巴細胞組成，原先按遺傳因子計算人體只可能造出10萬種，現在知道B球會調整遺傳因子，所以能造出1億種千差萬別的抗體。而T球更有驚奇的本領：它能釋放出各種各樣的因子：有一種「淋巴素因子」能够直接殺傷菌敵；另一種「干擾素因子」能够抵制病菌的活動；還有一種「移動抑制因子」能請來伙伴巨噬細胞共同作戰；更有趣的是：它能釋出「轉移因子」，將有免疫本領的淋巴細胞轉交給那些沒有免疫本領的伙伴，使它變成免疫細胞，這就可能大大增加作戰力量。

因此可見人體能够抵抗任何形式的外敵或內敵。不要辜負這些精密周到的抵抗機能，要認識它、相信它、支持它。

現代社會通行的可笑神話之一是「只要體內出現一個癌細胞，它不斷繁殖結果，就等於宣佈一個人死刑。」如果確實如此，人類老早就消滅了。

再例如「發燒」這個體溫升高現象，是身體對抗感染發炎的機制之一，可促使白血球活力增強，抗體生成加速，肝解毒力提高。假如明瞭這些就應該相信它支持它，而不是用退燒藥攻擊它。

常見的感冒發燒就是最好例子，事實上至今還沒有治療感冒的藥，必須等候3～5天讓體內免疫抗體對付感冒，這是唯一的有效方法。普通的所謂「感冒藥」實際上都是讓人感覺舒服的藥，而不是眞治感冒。當然，維生素C及A有益處，安靜休息避免過勞，俾防併發症，有必要。

依英國生物學者J. S. Huxley估計：「細胞突變率有些情形是五萬分之一，而有些低到幾百萬分之一，或者可以十萬分之一做平均數。」

變異細胞通常是無益也無大害的，早晚要被防衛及免疫抗體消滅，所以勿須掛心。不過在變異細胞中可能有少數（萬分之一？十萬分之一？）的惡變者卽所謂的癌變，値得留意。通常這些惡變細胞也是被防衛免疫抗體所消除，不會發生問題，只有人體抗力低弱時，才有漏網機會。而且存活繁殖機會亦增加。根據諸多研究報告，似可簡括如下:

對於防衛機制免疫功能的兩個威脅:

1. 過多過久的傷害導致的大量惡性變異

例如: 1）輻射，如炎陽。2）霉變，如黃麯霉素。3）化學藥物，如農藥、加工食品添加物、吸煙。4）過氧化脂質。

2. 過多過久的新陳代謝材料不當

例如: 1）缺氧，尤其在炎症及腫瘍區域。2）飲食不當，如偏嗜，動物性食物過多，植物性食物過少。3）排泄不良，尤其便秘，積累廢腐。4）血脂血糖過高過低。

前者，大量的變異令免疫機能來不及對付，而後者，會減低免疫能力，同時又增高變異機會。如若干負因子連在一起更爲不利，可能導致防衛系統敗退（進一步就是癌症的天下了）。

所以這兩種威脅必須設法避免，要在生活中留意避免，而無法依靠藥物預防。最可怕的，不是癌細胞，而是防衛能力衰退。

修補能力是人人都常經驗的事實：碰痛撞傷、蟲咬、切傷、火燒、油燙、破皮流血，常常幾小時或幾天就完全修補復原並忘記這件事。吃多了或吃壞了東西，燒心肚子痛，只要吐掉瀉掉，休息1～2天即修補自癒。胃、腸、肝、脾因手術切割一部分後，常會自行修補、再生，甚至恢復原形。

所有外科手術必須靠藉人體的修補作用癒合復原。

心臟冠狀動脈血管堵塞時，常常會在附近另自生代替血管。心臟手術所需代替血管常割用患者本人腿部靜脈管，該處會慢慢自行修補做出新血管。

這些修補機能並不是偶而發生的，而是經常地進行。來自奧國現在美國研究的 F. Capra 博士著作中記述：胰的大部分細胞每24小時換新一次；胃內壁膜每3天修補一新；白血球每10天即換新；腦部蛋白質98%不到一個月即行換新；這是全身性經常性工作。

〔二〕抗力與過敏

小兒經常感冒發燒，扁桃腺發炎，是一種對於寒涼的過敏現象，常常是由於穿的太多，蓋的太厚，傷損了抵抗能力所致。所以打針吃藥沒有多大效果，但是設法改善穿蓋，養好抗力後，自然會平平安安。

鼻過敏的人經常呼吸不舒服，天氣稍變他先感冒，久後傷損鼻腔及喉頭。天變雖爲「過敏原」，但你不能避開它，所以加強自己才是辦法。因爲鼻過敏多爲污染空氣所致，故應常常清洗鼻腔，保持潔淨，讓它恢復健康。

還有一種所謂「腸感冒」，一感冒就瀉肚。近年發現原來是腸內病毒所致，你強健時它們乖乖地，你衰弱時它們就羣起囂張，它們有70多種，無藥可治，也只有加強自身的防衛能力，才是保平安的辦法。

呼吸系對氣溫變化及空氣污染，最常發生過敏現象，並且氣味、花粉、塵埃等都可能成爲「過敏原」。如能避免接觸當然好，但更好的辦法是提高本身抗力。氣管的過敏現象——氣喘，令人痛苦萬分，最近發現加強本身抗力是有效辦法，例如藉運動加強體力等。

構成過敏原的可能很多，例如化粧粉（染髮師）、木瓜酶（食品工）、苯胺（染整工）、香料（香料工）、阿拉伯膠（印刷工）、香醛及環氧樹脂（塑膠工）、三氧化鐵及丙烯醛（金屬工）等。

有些食品對於消化道亦可能發生過敏反應，換言之，有些人對特定食品發生過敏現象。吃東西後過不久發生肚痛、、噁心、嘔吐、下瀉等情形，常爲食物不潔造成，但也有些是由過敏造成。例如腥鮮（魚、蝦）或腥羶（牛奶、豬肉），有人吃後發生皮膚紅癢、頭暈、或噁心、嘔吐、腹瀉、或者丘疹、蕁麻疹。通常停食該項食品幾小時或幾天後，卽自行消失症狀並痊癒。

食物過敏容易找出，避免再度進食則可解決。維生素C可減輕過敏反應，至於其他各種抗過敏藥物如抗組胺劑（anti-histamine）常有副作用以少用或不用爲宜。

總之，過敏現象常有外因（過敏原）與內因（抗力紊亂），去除一因卽可改善。食物可以避免，但是空氣或呼吸系難以避免過敏原，故只有在生活方式的改進中加強抗力，尤其要注意:

1）淨　皮膚清、爽，勿過衣過被，鼻喉粘膜常清洗，胃腸要清（勿積存食物）。

2）營養　飲食均衡，熱量及脂肪寧少勿多。維生素A（黃色菜果）對皮膚粘膜有保護作用，維生素C（綠色菜、水果）有多方面卓越效能。

3）運動　經常而適度活動身體，有助新陳代謝，增強抗力。

情緒的過敏現象，也值得重視。上學兒童偶見頭痛、肚痛或蕁痲疹，到了週末假日就好了，這顯示情緒困擾。解決辦法不是責罵或天天看醫師，而是設法找出困擾因素（亦可稱「過敏原」？）設法解決——當然這比打罵要痲煩費時，但是值得做。不得已時換班甚至換校都可以考慮。

青年人對於周圍的評論、譏諷、誹謗，常表現過度敏感，痛苦難過，煩惱失眠，甚至仇恨，而對方可能完全不知道。所謂的「神經過敏」，「神經衰弱」，或某種「心理變態」，常由於情緒的過敏、困擾所致。

自已如肯正視這個情況，可以想想辦法：直接談談，或者藉運動排遣困擾，尋找新的興趣、樂趣，做做情緒轉移訓練。如此解決，可對人格成長有補益，而求助於簡單方便的「鎮靜劑」卻會帶來副作用的痲煩。

假如你看到周圍的人有此困擾，跟他談話，給他建議，讓他渡過苦海，眞是功德無量，你可能獲得一個終生的朋友。

人體的抵抗能力（適應、調節、防衛、修補能力），相當精密周詳，只要不去傷損破壞，通常它總是默默地、忠實地服務，只要你維持健康生活，它就認眞工作。

與抵抗能力相反的，在人體內也有些日積月累年蓄的致害因素，不易覺察，即使偶而不適，也以爲是年紀關係，自然因素，無可奈何。但是它們卻是構成疾病的基因，甚至生命的障隘。

〔三〕生命障隘——瘀、瘻、疢、瘍

1. 血液與血管問題——〔瘀〕

將血液從心臟送出，經由全身動脈，送達微血管再到每個細胞，通常認爲是心臟壓力的工作。有專家計算：人體約有 50 億微血管和 60 兆細胞，這個送血工作的壓力需要 90 噸。但是實際上心臟本身的壓力還不到 1 公斤，可見除心臟壓力外，全身大中小血管及肌肉的共同工作是不可少的。

心臟每次搏動送出 70ml 左右血液，它的壓力約爲 120mm/hg，每分鐘平均（70±10）次左右，動脈血管每一天要重複受到這個壓力沖激達 10 萬次，一生以 70 年累計則達 25 億次。爲了承受這天文數字的沖激，人體血管實在比「強韌」還要優秀得多。

動脈有各種粗細的血管：主動脈在出口處的內徑是 2.5cm 左右，管壁厚約 2 mm。最細小的動脈是供血給毛細血管的小動脈，內徑只有 0.06mm 左右。脈壁分爲三層：內、中、外膜，韌性和強度是由中膜提供。

隨著心臟搏動送血，動脈壁彈性擴張以接納來血，跟著做彈性收縮，起著輔助泵的作用將血液推向前方。微細血管的彈性減少，但仍依腦下層的神經信號以及血液中的化學信號（鉀、鈉以及腎上腺激素），在肌肉協助下進行擴張和收縮。

1）血管　在缺乏運動（停止波動）時，①血中脂質容易沉積粘連管壁；②在血脂中膽固醇及中性脂肪過多時增加沉積率；③脂質與氧過量結合的過氧化脂質，對於血管壁膜具有破壞力。

假如上列三項齊集時，過氧化脂質破壞管壁後，惡性膽固醇及血小板等就大量聚積該處，以致減阻血液流通。這種脂質侵聚處含有大量脂肪，軟黃如粥，血管本身漸失彈性，故稱「粥狀硬化」。於是：

①血管本身受到破壞，容易破裂，壓力大時更危險。

②血管內變狹窄，影響血液流通，導致缺氧缺血。

③血小板凝聚，紅血球聚集後，形成血凝塊，可致血栓。

2）血流　血管障礙影響血液流通；缺乏運動以致肌肉萎縮，影響血流；血脂血糖及廢物太多以致血液粘稠，影響血流；過度肥胖也會影響血流；負因子愈多，血流愈受阻滯。

血流不暢時，爲提高流通勢須增高血壓，久而久之，就成爲眞的高血壓患者了。若不解除眞正的原因，僅以藥物壓低血壓，勢必帶來不良後果。

有人用輻射性同位素溶液靜脈注射法，測量血液循環所需時間，結果是 20 歲者 20 秒，40 歲者 40 秒，60 歲者 60 秒，卽每多 1 歲增多 1 秒。

這個數値簡單明瞭有趣，但不大可能完全精確，例如初生兒不會是 0 秒，百歲者也不大可能 100 秒。也許類似血壓情形，隨著年齡增加而有遞增趨勢，卽：

血液循環所需時間：　20　～　40　～　60（秒）

青年人　中年人　高年人

這個趨勢正可以說明：人體隨著年齡增加而血管與肌肉障礙增多。但也正像血壓一樣，這不是絕對的，也不是「不可逆」的，有些百歲者的血壓跟中年人差不多，因此很可能這些高齡者的血流也與中年人相近。

生活方式改進，例如運動、節食（減低血糖血脂）、淨息等都可能導致血壓降低，這時其血流速度亦必改善，也許應該倒過來說：因血流改善，故血壓降低。

血流阻滯時身體用提高血壓方式謀求解決困難，此時如用藥物降低血壓，則血流必然低差，阻滯愈形嚴重，積累後果自然是全身傷損，腦、心、腎、肺、胰等到處都可能出現問題。所以解決的正途是由生活方式的改進而改善血流，然後血壓自然降低。

3）血質　血液中的脂肪（膽固醇及中性脂肪）過多是現代人常見情況；血糖過多常起因於糖代謝障礙（運動不足及胰傷損）；情緒緊張導致的緊張素過多；以及血中過氧化脂質過多，這些都是構成血液品質不佳的因子。

上述血管障礙、血流不暢、血質不佳三個因子都是對人體的嚴重傷害者，可以統稱爲「瘀」。三個因子可以互爲因果，累積後可以傷害腦、心、肺、腎。通常認爲高血壓導致的這些「成人病」，實在來自一個共通的原因——瘀。因此可以了解，僅僅控制高血壓而不改善眞正病原，無法解決根本問題。

在瘀的情況下，人體防衛能力免疫抗體亦受影響。

〔附註〕：血壓與血流之間的關係，似乎是個有趣的研究題目。

血壓—$\frac{105}{70}$～$\frac{120}{80}$～$\frac{135}{90}$

（青年人）（中年人）（高年人）

血流　20　～　40　～　60

2. 肌肉衰萎現象——〔痿〕

肌肉與骨骼是不可分的，可視爲一體二面。人體肌肉（包括骨骼）二個月不用就開始衰萎，但恢復活動時它會重行吸收營養，回復原有情況。這種情形在折斷肢體縛木板上石膏時最顯明。早期太空人歸來時連走路都不會了。

多年的坐式工作及坐式生活，缺少運動，結果全身尤其下肢廢而不用，導致退化。人們常常疏忽，或者認爲是年紀關係，自然現象。

這種廢用性退化可簡括爲「痿」。不僅表現在腿腳，就是內臟也會因缺乏運動而呈現功能衰退現象，甚至腦部的衰退也有關連。所謂的骨質疏鬆症正是痿的標準現象之一。

3. 發炎現象——〔疢〕

這是人體受到致病因子傷害而產生的防禦反應：紅、熱、腫、痛，還常伴隨功能障礙。例如皮膚受傷發炎，胃腸發炎，氣管炎，中耳炎，以至肝炎，腦炎，關節炎等等。這些發炎現象有些常常自行出現又自行痊癒，故習以爲常，覺得不必大驚小怪，家常便飯而已。

實際上所有的炎症都應該引起你的注意，拖延不理變成「慢性」後，便是「疢」、「痼」，隱藏危機，不可輕心。

這個「炎」字當係沿用日本早年翻譯而來。他們把"inflammation"譯成「炎症」，是很恰當，因爲在日文中「炎」字尚保留古時燃燒意，與焰、燃通用，故與原文字意配合。但是在現代中文裏「炎」與「涼」相對，有「熱」意，已無焰、燃意，故炎陽、炎夏表示熱，但「火焰」不可寫成「火炎」，「燃燒」也不可「炎燒」。於是「發炎」的正確意義乃成「發熱」，就與原文意義有了出入。

所以如用古字「疢」代替「炎」，字義比較妥切，可免上述困擾。卽「炎症」改寫「疢症」，也比較適合中文病名用字習慣。

註：疢本音「趁」，爲了適應習慣已久的炎症，似可發音如炎。正像癌本音「岩」，爲了避免與「炎症」混淆，現大家都讀如「挨」。

4. 潰瘍現象——〔瘍〕

皮膚或胃腸的發炎現象嚴重化以後，會出現潰爛現象，流血流膿，難以治癒，可簡稱爲「瘍」。這種情形較原先更頑固也更有潛在麻煩，必須嚴正注意。

綜合上列四項，瘀、痿、疢、瘍四種現象，對人體構成潛在危機，如果你早期覺察警惕，可以安然渡過這些麻煩。

〔四〕認識瘀痿

「瘀」是血質不佳、血流不暢、血管障礙的總稱，僅僅一個因素就會帶來麻煩，如二個更糟糕，三個因素聚合時就不好辦了。

但是很多人既不瞭解亦不覺察，最多以爲是些小毛病老毛病而已。其實小毛病隱藏著大問題， 等到有一天發作——腦 、心臟血管病變或肺、腎功能障礙時，才想「治療」常嫌太晚。

到了中年以後容易出現所謂的成人病，可以推想都是在青年時期就開始累積，慢慢形成，然後到了中年終於發作出來。然而這不完全是年齡關係，有些人例如冲繩老人將近百歲還是血脂血糖血壓都正常，也沒有血管粥樣硬化現象。相反的有些年青人例如韓戰及越戰的美軍陣亡者屍檢結果：不少呈示心臟冠狀動脈栓塞現象，而他們的平均年齡只有22歲。

所以這個瘀，實在是生活方式問題，飲食的配合，運動的適否，情緒的緊張及淨與息等等。

青年人以爲年輕，一切不在乎？誰也不能保證你的未來！ 中高年也不必爲年老力衰而氣餒，如從今天下工夫，絕不會白費，會立即顯出效果。

「痿」指肌骨的廢用性退化，一切肌肉 、骨骼 、內臟都是「活」的，在波動的狀態中維持生存的功能比較順利，在靜止時就會減緩。換言之，缺乏運動，生命之鐘就會慢下來甚至停擺。

同時，因爲是「活」的，所以活動、運動是愉快的而不是痛苦的，看看小孩子就可以明白；假如你感覺相反，那就該研究問題出在哪裏？要去解決問題，而不是躺床休息。

少走路的人腳腿部分易於退化衰萎， 導致「骨質疏鬆」， 步行艱難，易跌倒常骨折，甚至癱瘓，壞疽。

便秘與痔瘡都是痿的徵象，缺乏運動情緒緊張導致便秘，便秘帶來痔瘡，不少人爲它痛苦一生，其實這不難避免。

關節痛楚尤其痛風與運動不足、血中廢物尤其尿酸沈積有關連，多多運動、按摩，可有幫助。（爲減少尿酸値，應減動物性蛋白質。）

後頸僵硬痠痛常與運動不足枕頭不穩有關連。它不僅痛苦難受還影響腦血流，可導致腦部慢性缺氧缺血，帶來諸多問題：頭暈腦昏、目眩眼花、甚至痴呆、中風。故必須設法：運動，按摩，做柔功（太極拳、新氣功等），改換硬實枕頭。

前列腺腫痛，小便慢長，是久坐所致，故應多做運動多按摩，以避免惡化開刀之災。

假如你：不會餓，吃一點就飽；
　　　　不會渴，喝一點就夠；
　　　　不會睏，睡一點就醒。

那就是痿與瘀的聚合結果，不能輕忽它。如果你肯你會，情況就可以逆轉——轉好。如果有人告訴你這是老化現象，你也不要氣餒。

事實上瘀與痿常常互相關連，也常常互爲因果，所以把它們連繫起來思考也許更符合實際。

假如你：蹲下困難，起立不輕鬆；
　　　　腿痛脚腫，行動不靈活；
　　　　頭暈腦昏，記憶力減退；
　　　　血壓增高，而視力減退；
　　　　爬坡上樓，氣喘又心跳；
　　　　煩躁易怒，忍耐力減少；
　　　　疲勞倦怠，作事不起勁；
　　　　…………，……………。

即使體檢結果沒有問題，也必須小心研究自己的生活方式，逐項查究，可能改善。

對大多數成年人而言，瘀痿不是「有・無」問題，而是「程度」問題，也就是輕微的？局部的？相當程度的？不止局部的？嚴重的？全身的？很嚴重的？憑著「我一向沒有問題」的信心，靠不住；謙虛地，理性地，仔細地認清事實，更重要。

所謂「程度」問題，就是說它的進程緩慢漸進，一天一天累積增加，難以覺察。這個累積成因階段正是「生活健康」的範圍，自己「可能」也「應該」改善情況，你辦得到，你也有責任去做。

等到有一天生病了甚至病倒了，那就是「醫藥治療」的範圍了，當然就必須求醫就診，你的責任只是與醫師合作了。

心臟在身體瘀痿的情況下爲了送血只有提高血壓，大力推送，以免各組織缺氧缺血。

這種情形常表現於收縮期血壓（上壓）偏高，例如成人正常血壓爲$\frac{120}{80}$左右，$\frac{上}{下}$比例爲$\frac{1.5}{1}$左右，假如你的血壓是$\frac{145}{80}$，就是初步信號，如果是$\frac{150}{85}$，$\frac{160}{90}$就是警告信號，表示送血工作相當費力。你可以不理會，因爲一向對健康都有「自信」，卽使有一天嚴重了，也可以「吃藥控制」。

然而必須記取：所有降壓藥物都各有各的副作用，並且控制了高血壓後，另一面也增加血管栓塞機會（在腦卽爲缺血性中風）。所以明智的做法是正確理解血壓偏高的意義，針對原因下工夫，常常效果明顯。

瘀痿是由生活方式累積而來，當然也會由生活方式的改善而逐漸減輕。（如果它是「年齡關係」或「自然現象」也就不會逆轉了。）

也許你很幸運從來沒生過病，也許你敢自誇「鐵打鋼造」，可是如果你肯稍微顧及你的「防衛能力」—— 這些無名兵卒，才比較公平。不少 4、50 歲身強力壯正在事業高峯者，竟會突然棄世（稱爲「猝死」）。其實大都是心、腦血管出的毛病，可以推想都是日積月累而來，實在不是突然而來，只是突然發病而已。

這唯一僅有的「生命」還不值得珍重?「鳥爲食亡」可以同情，「人爲財死」並不值得，尤其是活得久些賺錢機會豈不更多? 假如有一天:

走路感覺到有腿有脚，或者腿沈脚重;

呼吸感覺到有肺有胸，或者胸背隱痛;

轉頭感覺到有頭有頸，或者後頸僵直;

看書感覺到有些模糊，或者視力減退;

起身感覺到有些倦怠，或者無名疲勞;

工作感覺到心煩意躁，或者光火易怒。

這些都是信號，也可以認爲「體能語言」，仔細聽取，以免疏忽掉。爲了愼重可以做個檢查，查出問題應該處理，查不出毛病也不要「放心」，因在深處尚有瘀痿等候處理。

如果全盤檢查生活你覺得麻煩，至少可以試試下列簡易療法:

1）複方

①淸腸節食
②早晚運動
③情智暢快

（以上）依個人條件，自行設計決定。

2）單方

①走山路: 約同友伴走行 5～7 天，再多更好。（臺灣到處有山路，以横貫公路最宜）

②按摩法: 可補運動之不足，可隨時利用零碎時間。參考專書或請

教專家，設計實行。

③溫熱法：可助血液及淋巴流通，可助新陳代謝及免疫抗體活動。

熱水泡腳有益腿痿腳腫，泡澡有助發汗及血流。

〔五〕瘀痿的累積後果
——血壓偏高、血糖偏高、血脂偏高

1. 血壓偏高

在運動或緊張激動時，心臟要立即加大壓力迅速輸氣送血到全身組織以應需要，這是正常現象。然後在休息或安靜時，迅速恢復普通情形，血壓降回。這個血壓升高降低的機制，是由腎上腺激素控制，而腎上腺是依從腦下腺分泌激素的支配。腦下腺位於腦中層，屬於情緒的界域中，受情緒的影響最大，所以在激烈活動時必需情緒緊張配合，才能發揮高度體能。

假如這個血壓調節出了故障，居高不下或居低不上都是「不正常」。現代因爲營養過多，緊張過多，故血壓偏高者多，「高血壓症」成了突出問題。

血壓偏高的通常原因，①首先是飲食不適當累積造成的血質稠差、血流緩阻、血管傷損的「瘀」，以及缺乏運動累積造成的肌肉廢萎即「痿」，迫得身體勢須提高壓力才能達成輸氧送血任務；②其次是情緒緊張的現代生活及工作，除了白天緊張，晚上也常排滿節目，這持續的緊張導致腦中層傷損；③在過多過久的壓力負荷下，腎上腺及腎的調節機能傷損。

所以爲了恢復血壓偏高，針對原因：①首先改善飲食以治瘀，經常運動以治痿；②其次要順暢情緒，注意「淨」「息」；③假如還不恢復，那只好等候一段時間 3 ～ 5 個月。讓腎上腺有休養機會，盼望它恢復功能。

關於血壓標準，聯合國健康組織（WHO）的規定比那古老的標準〔年齡＋90〕已經進步太多，但似欠彈性，尤其對青少年並不適用。

WHO 規定血壓標準（不分年齡）

	正常血壓	邊際高血壓	高血壓
最大血壓（上壓）	139以下	140～159	160以上
最小血壓（下壓）	89以下	90～94	95以上

關於高血壓部分，稍感含糊，美國紐約大學 Robert L. Rowan M.D. 在他近著《如何免藥控制高血壓》中指出，不少高血壓專科醫師的經驗表示，下壓更具重要性，因與心臟韌性頗有關連，故主張再予分級:

舒張期血壓（下壓）　90～104　……溫和的高血壓

105～114　……普通的高血壓

114以上　……嚴重的高血壓

日本專家曾將一萬多血壓資料加以統計研究，結果得出下列數字:

日本人的標準血壓表

年齡	5～10	11～15	16～20	21～25	26～30	31～35	36～40	41～45	46～50	51～55	56～60	61～65	66～70	71～75	76～80	81～100
血壓	90	100	110	116	119	121	124	126	128	131	134	136	137	141	143	138
	60	64	70	74	76	77	79	80	81	83	85	87	88	90	95	92
上下比	1.5	1.56	1.57	1.57	1.57	1.57	1.57	1.57	1.58	1.58	1.58	1.56	1.56	1.56	1.5	1.5
	1	1	1	1	1	1	1	1	1	1	1	1	1	1	1	1

日本人的體型、飲食、文化均與中國人近似，故該項數字值得參考。

表內幼年組及高年組其上下壓比例均爲$\frac{1.5}{1}$，而青年及中年則上壓稍高，可能與升學競爭、工作競爭、情緒緊張有關，高年者數值減少並非血壓下降，實爲血壓正常者才能活到高年。將上列變數予以權衡，則可得出下列簡明數值:

$$\frac{90}{60} \longrightarrow \frac{105}{70} \pm \longrightarrow \frac{120}{80} \pm \longrightarrow \frac{135}{90} \qquad \frac{1.5}{1}$$

幼年人　青年人　中年人　高年人　上下壓比例

年齡(0～10)(10＋～30＋)(40＋～60＋)(70＋～90＋)

這個血壓標準簡明易記又與年齡有所配合，或可稱爲「血壓簡明標準」。

你的血壓如果近於低一階那最好，如符合你的年齡也不壞，如近於高一階就應該留意，如越過高一階就必須研究設法。

美國國家心肺及血液研究院建議：對付高血壓首重免藥方法：注重飲食之道，經常的運動，諸如:

①養成良好的飲食習慣，均衡而不缺維生素、礦物質、蛋白質、纖維質、脂肪及碳水化物。

②留心熱量，保持體重。

③留意情緒壓力及憂愁，以免受到永久性傷害。

④戒除煙，減少酒。

⑤減少鹽的攝取。加工食品的鈉含量甚大，應計算在鹽量內，餅乾及麵包中 30g 約 200mg，米麥加工品中更多，不少藥品中亦含有鈉，醱酵粉是鈉，快煮亦靠鈉。

⑥經常而適度的運動。

日本東北大學教授吉永馨在他近著《生活法控制高血壓》中說明：高血壓不是那麼可怕，只要瞭解它，改善它，就可預防中風及心肌梗塞等。

他指出：上下壓均高，或者僅下壓高者，心腦發病機率高，僅上壓高者較少立卽危險。

動脈硬化有三種：

1）最壞的是「粥狀硬化」　較大動脈的內膜被傷損，膽固醇及其他脂肪沈積，血管膨脹，變軟，變脆；有時鈣質沈付（卽「鈣化」），有時表面潰瘍。

2）第二種「中膜硬化」　卽中膜部分變肥厚而減韌性。

3）第三種就是「細動脈硬化」　出現在直徑 1mm 以下的細小動脈，從內膜肥厚開始，進而內膜變性，再導致中膜、外膜變性。結果，血管變窄，堵塞，破裂。這種硬化與高血壓並行併存，故通常認爲細動脈硬化與高血壓是二而一，不再區別。（按：細動脈硬化是「因」，高血壓是「果」，不是二而一。）

粥狀硬化常出現在大動脈、冠狀動脈、腦動脈等重要處，導致血管內腔變窄、堵塞、或潰瘍、凝血、血栓。它在冠狀動脈可導致心臟病變，在腦動脈可成爲中風現象（腦缺血或出血）。

粥狀硬化在幼年期卽偶有發現，到青年期則不少輕度的存在，血壓低者也一樣，中年以後幾乎每個人都普遍存在，只是程度不同而已。這一點值得每個人了解、留意。

血中膽固醇的 HDL 比例高，常可防阻粥狀硬化進行；降低膽固醇總量後，其 HDL 比例會升高。

血脂（膽固醇、中性脂肪等）亦與粥狀硬化有關，膽固醇來自動物性脂肪，而中性脂肪來自澱粉及糖的過食。

糖尿病促進粥狀硬化，其他如肥胖、緊張、吸煙亦有惡劣影響。

他指出：血壓與腎臟關係密切。腎臟不好，血壓就會升高，而血壓偏高亦傷損腎功能，通常進度緩慢，累積多年才顯出情況。

腎上腺（或稱「副腎」）與血壓具有直接關係。腎上腺分泌激素中有二種（aldosterone 及 cortisone）會影響腎臟多排鉀、少排鈉，以提升血壓，另有二種激素（catecholamine 及 rennin）依從腦下腺命令應付緊急情況，藉收縮動脈而提升血壓。

這四種激素可合稱「緊張激素」，決定鉀鈉排量、動脈緊鬆、血壓高低。

他主張：改進食生活可以改進血壓，例如：

1）限制食鹽

普通東方人平均每天食鹽攝取量是 15g 左右，西方人約爲 8g，而人體每天適當鹽量爲 5g（約 1 茶匙）左右。鹽中鈉成分爲 39%，故5g 鹽中含有 2g 鈉，即足够人體每天所需。各種加工食品中除鹽外，多含有鈉，均應計算在內，不少藥品中亦含鈉。

2）限制脂肪（尤其膽固醇）

動物性食品含有膽固醇，尤其牛奶、黃油、肥肉、蛋黃，必須限制。

植物油不含膽固醇，魚油也比較好，這些油中含有不飽和脂肪酸，有助減低血中膽固醇濃度。

3）糖質及卡洛里不要過多

所謂「糖質」包括澱粉類及糖類。糖質是能基之源。爲生命及運動所需，但有剩餘時則變爲中性脂肪而貯存體內。

4）蔬菜及礦物質該充分

維生素及礦物質不可缺乏，蔬菜的纖維，非常重要，調整消化，協助便通，減膽固醇。水果雖好只是糖分相當多，應當計算其糖量並減主食中糖質。

5）蛋白質應夠需要標準

每天需要量: 1～1.5g（每公斤體重）。

如體重 60 公斤，則每天需要蛋白質 60～90g。穀類尤其豆類中富含蛋白質，與動物性一樣好。動物肉的蛋白常含相當脂肪，不可忘記。

6）嗜好品要斟酌適量

酒類飲料可擴張血管、順暢血流、降低血壓，但喝多就提升血壓，又傷肝臟。啤酒卡洛里很高不可忘記。

香煙不可比酒，它可增進動脈硬化，傷損肺氣囊功能，故應戒除或漸減。

咖啡、茶都含咖啡因，但不影響血壓。假如加糖加煉乳，應另計其熱量，點心餅乾亦然。

7）日常生活小節，也可降低血壓

①生活節奏週期要維持，生活紊亂後應注意休息，恢復節奏。

②睡眠充分，睡不著也不煩。

③經常的輕鬆運動，中年以後激烈運動宜避免。

④驟冷炎熱影響血壓。驟冷令血壓驟升，注意冷水寒風以免受害。炎熱時自然出汗，這排水排鹽導致血壓降低，服用降壓藥者應斟酌減藥；尤其大量出汗時，因大量失水失鹽，可致血壓過低——中暑，應立即補「鹽糖水」，以免休克。

⑤自行測量血壓，可隨時了解血壓情況與生活的關連，並自己管理飲食及情緒，大有裨益。

吉永教授指出動脈的三種硬化，說明了「瘀」的徵象，尤其「細動脈硬化」，乃最常見情況。

還有腎上腺分泌四種激素調升血壓，這本爲人體重要功能之一，如果經常因緊張煩惱而迫使腎上腺持續分泌緊張激素，加上坐式生活、工作，少運動少出汗，體內累積緊張素，多年下來後果可想而知，血壓隨年齡遞增，也就可以理解了。

美國有些「健康營」在山中舉辦 2 ～ 4 週健康訓練，參加者的血壓全都會下降，不難理解。

2. 血糖偏高

胰有二個部門，較大者製造消化酶（酵素），送到十二指腸中；另較小者爲「胰島」，僅佔胰的 2 % 有四種細胞製造四種激素送到血管中，調節血糖值。

第一種細胞分泌 “glucagon” 激素，其功能是升高血糖值，以應付緊急情況所需。

第二種細胞分泌 “insulin” 激素，通稱「因素林」或「胰島素」，其功能是降低血糖值，吃飯後血糖驟增，須抑制到通常水平。

第三種及第四種細胞，似有調協前二者的功能。總之，這幾種激素分工合作，調節血糖——既重要又麻煩的能源。通常以爲有了因蘇林就解決了血糖問題，顯然並不正確。

正常血糖值是 (80±20)mg/100ml，如超過 150 就嫌偏高，於是由腎臟協助濾出並由尿中排泄，這種多添的麻煩當然是腎的額外負擔，所以過多過久之後，不但胰受損，腎也受傷，並且對於每個組織每個細胞都是威脅。有人竟任血糖值高到 1,000，昏迷之後才去就診，其實如果在 200 左右就趕緊想辦法，藉改善生活方式就可以把它拉回到100去。

對免疫學貢獻良多的 Abner L. Notkins M.D. 在他〈糖尿病致因〉論文中指出：由於情況及原因之複雜，研究實驗證示：它不是單純的疾病，而是許多不同因素累積相成的病，是許多原因累積結果導致血糖升高。

他也總結了全世界的研究結果，證實糖尿病不是單純病因所致的單純疾病。所以眞正希望只有寄在身體組織的防衛能力。

更新的研究發現：血中糖值偏高時，糖分子與細胞蛋白質的氨基羣發生化學性連結。後來的研究指出：在其他組織如眼睛、神經、血管的細胞蛋白也有同樣情形發生。

這就表示：血糖偏高逐漸傷損細胞及組織。因此到了後來全身損傷後再求醫就診實嫌太晚，應該在血糖剛剛偏高時就密切注意，改進生活方式和防衛能力，以挽回這個危險的趨勢。當然，最好還是你一向注意合理生活，一向維持血糖正常，就不會遭遇這些麻煩了。

1989年底，日本京都大學的研究發現：在缺乏運動的情況下，幫助糖代謝的蛋白質會短少，因此也就表現出糖尿病現象：飢、渴、倦。

生活方式（包括運動）不當，導致瘀瘻，而血糖偏高是其累積後果之一。如果你不喜歡它做你終生之友，就應該敬而遠之，不給它接近機會。

3. 血脂偏高

動脈是輸送血液的管道，很多專家都把它比喻水管，然而水管是死的，血管卻是活的，它由腦下層指揮，收縮、擴張，藉永遠不停的波動送血至全身所有細胞。

血液輸送的物質有三大要項：①氧，②糖，③脂。氧來自空氣，重要無比但不可貯存，過多的氧傷害力太強，只好隨用隨取。糖及脂來自食物，在長久的進化年代中，食物一向是稀少物資，所以儘可能多多吃下，設法貯存體內，以便隨時備用。現今因食物太多，所以麻煩亦由此而生。

血中脂質爲：①膽固醇，②中性脂肪（甘油三脂），③磷脂質(lecithin，蛋黃素)，④游離脂肪酸。

這些脂質與蛋白質共同組成營養粒，叫做「脂蛋白」(lipo-protein)，隨同血液循環全身，供應細胞以營養。

這些營養粒中最小型的 HDL，似乎具有調節脂肪的功能，而中型的 LDL 及大型的 VLDL 則專爲供應脂肪等營養。

現代社會中不再缺乏食品，故營養熱量常常過多，血中脂質也常過剩，由於運動減少，消耗減少，問題更趨嚴重。

在脂肪中尤其膽固醇常沈積血管壁促成血管硬化。它在血中適當濃度宜爲(180±40)左右，如再多則可帶來麻煩。只有愼吃動物性食品(減少其來源)，適當運動(增多其消耗)，乃是「節源開流」以免積蓄。當你多運動時，那個具有調節作用的 HDL 也會增多，正是一舉兩得。

中性脂肪是碳水化物(澱粉及糖)經消化吸收後轉變而來，它在 HDL 內很少，在 LDL 及 VLDL 內頗多，也會侵入血管內壁促成硬化。尤其血糖偏高時，糖質代謝困難，更額外容易積存中性脂肪而促進動脈硬化。故當血糖偏高時，常常中性脂肪也跟著偏高。記住：它的適當範圍宜在(90±40)mg/dl。

破壞血管的頭號罪魁，應該是「過氧化脂質」。血液中過氧化脂質積多後，它從血管內側破壞血管細胞，在破壞處就會侵入膽固醇，形成粥狀硬化，導致狹窄。在病巢處常聚集血小板，凝聚圍護傷痕，逐漸變成纖維網狀，終而形成血凝塊，即所謂的血栓——心腦血管栓塞的初步。

在血中的過氧化脂質含量極微，據統計像血壓一樣，隨著年齡而遞升，也像血壓一樣到了最高年齡組反而下降。這就表示只有其水平低者可以活到最高年。

過氧化脂在曬乾及燻燒食品中含量較多，脂質暴露空氣過久或加熱(烤炸)均會增加含量。愼重選擇加工食品，減少烤炸方式，顯屬必要。

另外呼吸的氧隨血液經過細胞膜時，如其膜中缺乏維生素E，也會形成過氧化脂質物，傷損細胞膜。

血小板及紅血球膜亦可由過氧化脂傷損形成血栓，最終可成爲腦血栓、心肌梗塞、壞疽等的遠因。

在穀類及豆類的胚中均含有維生素E，非精製的植物油尤其豆油中含量豐富，如果經常食用，自無問題。如果儘吃白米白麵(精製去胚)，精製純淨的食油，既無維生素E自然來源，只好改吃丸劑了。維生素E可抵消過氧化脂又可調節體內氧的運用。

〔註〕：瘻瘀惡化後可形成許多疾病，依部位及症狀而有極多病名。如訂定一個綜合性的病名，可方便很多。我們的腹案是「瘟」症。

〔六〕 認識疢瘍

皮膚呈紅、腫、痛或癢，叫做發炎或炎（疢）症，體內各組織的粘膜、腺、或內臟亦可發生同樣情形。疹、疱、痤、痱、癬、痢以及過敏性疢症，都屬於此類。

呼吸道，如鼻粘膜、喉粘膜、氣管粘膜，最容易發炎。其次，消化道如胃、十二指腸、腸，也常發生。由過多過久的傷損，肝、腎、胰、肺，也都可能發生炎症，拖延後常常難以修復痊癒，久則生變，惡化潰瘍（瘍）。

強烈陽光輻射，烤炸食物，以及生氣惱火，都可以導致炎症。

胃及腸修復能力甚強，所以發炎或潰瘍（疢或瘍）常常可以自行痊癒。而飲食習慣或情緒緊張持續時，再度傷損致病，時好時壞，久之變成慢性。慢性化以後痊癒困難，並且疢瘍病區送血困難，在缺氧情況下，細胞變異機會增加，久後惡變（癌變）細胞常在缺氧條件下產生。

結果在病區中我們的免疫抗體因缺氧而受損，相反的惡變細胞卻因缺氧而增生，因此防衛能力與惡變勢力變成僵局，最壞時可能落敗，敵勢逞凶。簡言之，惡化程序是疢→瘍→惡變（癌）。

這個描敍太過簡單，至少應該再加一個「營養」因子。原來癌細胞的營養與抗體的營養都是由血液供應，不過，假如血質好則可補養抗體，假如血質壞，則可弱化抗體，而仍可補養癌細胞。

所以這場戰爭，一方面取決於雙方兵力，另一方面補給也是決定性因素。換言之，疢瘍愈久，愈助長敵勢；而血質愈差，愈有利敵勢。

惡性變異細胞不需要氧而可存活，這可證明它是在缺氧情況下產生的「免氧細胞」。

疢瘍，對於新陳代謝及細胞增 殖具有負面作用，所以該留心對付它，不要拖久，久則生變。

所以任何局部發炎，如鼻過敏、喉紅腫、氣管炎、胃炎、腸炎、痔、過敏性皮膚炎，都要認眞對付，至於感冒爲全身性發炎，更不可疏忽，如果常常感冒就應該追究原因，設法改善，最好是難得感冒，不論任何年齡。

至於肺炎、肝炎、腎炎更是嚴重問題，因它關係生命。

醫學界一向認爲，癌腫內的每個癌細胞都完全相同。然而近年的許多研究發現：一個癌腫並非由許多同種癌細胞構成，而是由很多種不同癌細胞組成。或許可以把這情形想像爲：遺傳因子失卻控制的混亂局面。

關於癌的轉移，一向認爲每一個癌細胞都可能離羣散居繁殖後代，形成新的癌瘤。現在發現原發癌腫中只有$\frac{1}{1,000}$左右的擴散遷移機會，而這散移的「新生物」則多易移散。所以早期對付比較容易，晚期治療才眞困難。

本書完稿之際，電視報導：美國二位醫學家獲得 1989 年諾貝爾醫學獎，因爲他們對癌起源的卓越發現：

①變異細胞是在生活中經常發生的；

②在炎症患處，易發癌變細胞。

如果你够仔細不難看出，此一新發現與本書的推論完全相符。所以它證實了我們的想法接近事實。有理由相信，依據此一方向進一步實驗研究當可期望卓越成果。

「癌」似乎是個怪物，它的外形會十八變，它的成因又複雜多端。它名稱之多就是外形多變的象徵：癌變、癌腫、癌瘤、惡性腫瘤、惡性新生物、惡性瘤、白血病、血癌……。

它的成因：可能來自地理環境、氣候變化、土壤成分；也可能由於當地工業、工作環境、石綿、瀝青、苯；也可能受到輻射（紫外線、X光）、水、空氣影響；也可能是飲食內容、脂肪食量、鹽及硝的影響；也可能受菌毒影響，如黃麴霉素等等……。

然而無論怎樣變幻莫測，它發生的必需條件卻是：①人體本身細胞增生變異→②出現惡變細胞→③惡變細胞繼續增生的條件。

這就牽涉到人體本身的抗力與血質問題，當抗力低弱時，血質劣差時，就給敵勢造成生長存活機會。

視癌爲妖怪，令人產生「無力感」。記得從前在農業文明時代，人世間到處都是妖魔鬼怪，既無法制服它，只有懼怕、拜伏；可是到了科技文明的今天，煙消霧散，都不見了，想找都找不到。今天如果還有令人恐懼的妖怪的話，大槪就是這個癌怪了。

相信不久將來，我們可以了解得更淸楚，更會維持自己的防衛系統，更會掌握淨息之道，維持良好血質，科學醫學更進步發展，於是，看起來它倒像是雜草，它的適土就是瘀痿疚瘍，如果有園丁（抗力）經常清理，這個最後的妖怪也要煙消霧散了。

〔七〕遠離成人病

心、腦血管病、糖尿病、癌症等，都不是細菌感染而來，到了成年後逐漸增多發生，故統稱「成人病」。多年來因爲治療困難故一直強調預防。

然而這些病症別說早期，就是到了發病前夕常常沒有明顯「症狀」，所以不易預防。日本一位政治要人體檢很好，第二天竟死於心臟病；不少癌症專家也死於癌。因此現代人對成人病都有「無力感」，覺得毫無辦法，只好「聽天由命」。

沖繩的許多百歲老人很少有成人病，而血脂血糖血壓也都不高。這就給人不少啟示：成人病不是年齡與衰老的自然現象，卻顯然與血液情況關連密切。

現在我們初步了解：生活因子（飲食、運動、情智、淨息）不適當時，導致血質差（血糖、血脂、血流、血壓、血管問題），抗力弱，形成瘀痿疚瘍，再持續惡化後就瀕臨發病邊緣。

那麼在這過程的中間階段認眞對付，妥予處理，設法改善，就減少了未來成人病的機會，不就是最妥當的預防!

成人病不是急性傳染病，而是日積月累年蓄的生活致因的生活病。所以不該積到99%致因時才去「早期治療」，實在應該在 50% 致因以前，對付、治理。這時多半不需藥物，只要改善生活方式，減低致病因子，就會有效果。

這種「處方」，在普通開業醫師難以習慣，因此開辦公立「健康顧問」，免費談話、指導，可能效果更好。

在小學中學的生理課程中，加授生活健康知識，將來可能減少受苦機會。

最近的研究發現：降低太高的膽固醇以後，癌症的療效大為顯著。過去從來不認為膽固醇與癌尚有關連。

事實上，膽固醇（血脂之一）過高導致血液稠濁，促進瘀痿疢瘍，最終增多癌變機會。因此，改善血液品質，自必有利治療。可見改進瘀痿疢瘍，培植抵抗能力，是預防成人病的正途。

對付癌細胞，已在人體內找到一種新武器——巨噬細胞，有專家正在設法使它更勤奮有力並迅速增生，以便百戰百勝。

在日本從60年代就有不少醫師提倡「食物療法」，希望藉「東西醫學併用」方法解決這成人病難題。

醫學博士森下敬一多年來一直主張：「血液品質惡化是一切病變元凶，只有自然食物可以克服。」

他的「自然醫食療法」主要內容為：

1）血液材料來自腸粘膜，消化作用終點即造血作用。

2）血球變成為身體細胞，故腸內腐敗是癌的起點。

3）自然治癒力與自然食物關連密切。

4）自然食療六原則：

①食生活改為糙米為主的「主食重心方式」，適宜加入豆類、穀類。

②副食用根菜類、葉菜類、海藻、小魚貝類。按季節選用新鮮蔬菜。

③主食與副食之比率是１：１或２：１，副食不宜過多。

④作為健康食品，常用胚芽、葉綠素、酵素。

⑤作為藥草茶，何首烏、薏米、枸杞、車前草、艾、紫蘇、甘草等代茶飲用。

⑥水不直接飲用自來水，先用「天龍石」（石英粗面岩）處理。

5）精白的米、麥及其製品，精白的糖及鹽，以及化學調味料、食品添加物均爲不自然的，應須減免。肉、牛奶、蛋亦不適合人類生理。

6）徹底咀嚼，由唾液送下。過食爲致病之本。

7）維生素A、C、E及纖維質不可缺。

另一位醫學博士西田達弘經多年體驗，發現現代醫學與漢方醫學可以並行不悖。

他首先治好了自己的肥胖及糖尿，接著治好了母親的嚴重高血壓及痴呆，然後進而醫治了許許多多病人，整理出「體內淨化健康法」。其要點爲:

①腸之大清掃（內臟的休養、整備）。

②少食主義（八分飽的營養，才會完全利用）。

③適度運動（「精神壓力去除法」）。

④情緒舒適的生活（以維持所獲成果）。

他用此法爲上萬人恢復了健康，爲更多人恢復了正常體重。

他認爲：要健康必須自己贏取，對疾病必須自己奮鬪。如果具有:

①清楚的動機。

②充足的信心。

③顯明的目的。

就可以自己設計，立卽實行。

辦法是:

①起初第一週：減食淸腸，以薏米粥爲主（胖人在睡前可服輕瀉劑）。

②然後，實行「少食主義」：以鹼性食品爲主體，卽多用植物性少

用動物性，均衡的飲食，輔以釀造醋、酵母、纖維質，求100%消化吸收。同時不缺維生素E、C及蒜粉。

③繼之，在生活中維持適度運動的習慣，非常重要，藉以促進身體機能活潑。

④最後，在生活中維持輕鬆愉快，避免緊張煩惱，以免再度回到原來病態。

日本國立癌症研究所建議的「12條」，簡明實用，似可做爲生活的「保健守則」：

①不偏食，要吃得均衡。

②不儘吃同一食物。

③避免過食過飽。

④酒要適可而止。

⑤煙要戒減。

⑥適量攝取維生素A、C、E；多吃纖維質。

⑦鹹的東西少吃；太熱的不吃。

⑧過焦部分不吃。

⑨發霉的東西不吃。

⑩不過度晒太陽。

⑪避免過勞。

⑫保持身體淸潔。

假如你覺得改善生活方式太麻煩，至少請你 1）掌握三把劍，2）提防三把火：

1）三把劍——氧、糖、脂，適則養生，否則傷生！

這三種重要養料，不可缺少，但是多餘之後亦可害人，正如利劍可以護身亦可殺人。

氧，一向是隨用隨取，相當合理。慢性缺氧必須提防。脂肪過氧化，亦傷人。

糖與脂，現代不缺且餘多，最應改正貯存體內的古老方式，利用冷藏設備，也隨用隨取，不餓不吃，以免積糖存脂於體內。

2）三把火——溫火暖身，烈火燒身！

①強烈輻射：夏季正晌過午的炎陽，及各種輻射如X光等，均應避免，以防傷膚傷眼甚至細胞變異。

②強烈高熱：直接傷害人體，間接改變食物組織，有損人體：250°C以上可使食物「焦」「糊」，變黑，炭化，具有毒性。100°C以下則安全。

③強烈激動：「火氣」傷人，過強過久的緊張、煩惱，傷損情緒系統、循環系統。溫和的情緒波動自然無害。記住：腎上腺有兩種激素操作鉀鈉提高血壓，另有兩種激素收縮血管提高血壓。

意外贈品

如果你培養防衛能力，避免瘀瘻疢瘍，就會獲得「關節病豁免症」這是額外贈品。痛風、關節炎、風濕類都不來找你麻煩。

你可曾估算這贈品值多少錢？

〔八〕人體可以改進？——人體改進會議，2020年？

人類已經登上月球，火箭正在探究宇宙。說不定有一天，大自然的主宰者也順應時代潮流，召集專家會議，研討人體改進（!?）。我們先準備一份提議草案，以備屆時需要。

【附註】：有些事體乍看不錯，但會阻擋進一步發展。例如：翅膀——會飛固然很好，但爲適應飛則必須改變身體構造，例如減輕體重，首先腦部就要縮小像鳥類，勢必犧牲腦的發展。這就走入「進化的死巷」，此類東西不必列出。

提議草案

（一）請公佈人體防衛能力（適應調節、免疫、修補）的秘密，以利對抗內外病毒案。

〔註〕：從白血球到巨噬細胞、淋巴T及B細胞、前列腺素等，我們似已開始接近這秘密之門，但所知還太少。

〔注意〕我們已知：健康爲防衛能力的根源，血液又是它的基本，故應提供良好造血材料，注意血質、血流。

（二）請公佈腦部構造秘密，以利學習並利電腦發展案。

〔註〕：日本政府已決定提供資金 90 億美元，與美、英、法、德等國共同設立「頭腦研究中心」，說不定很快就有些初步成果。

〔注意〕今天我們可做的是：讓情緒與智能合作，讓智能選有興趣的事去做，可以有助潛能發展。

（三）如何加強心腦血管，以減心腦病變案。

〔辦法〕發明自動清掃儀器，大量裝設備用。

〔注意〕今天可做的是：藉合理的飲食保持血質，藉適當的運動保持血流，再加上適當的情智、淨息，保持血管。

（四）如何改進血液品質，俾免傷損心腦肺腎，以利健康案。

〔辦法〕①改進腸的吸收功能，在體內糖脂充足時即自動停止吸收，並自動排泄其餘。②改進食欲構造，從簡單的「餓飽制」進步爲選擇需要，例如脂肪充足時嚥不下油脂，血糖足够後吃不下糖質。

〔注意〕每晚睡前，解釋給「情緒」：現代食物豐裕，不必存於體內，儘可利用冰箱隨用隨取，又可保護組織，一舉兩得，何樂而不爲？如此多次交代下意識後，情況可能不同。

（五）如何訓練體能語言凡有瘀瘆疢瘍應直接報告腦上層，以免衍生衰退病變案。

〔辦法〕改進體能與智能間的溝通，並尋求合作之道。

〔注意〕仔細留意就可發現：體能以「不舒服」經常通知智能。只是有的人不服老，不肯正視問題；另有些人認定歲月不饒人，不會振作對付問題。

（六）如何改進細胞組織，以避免變異及惡變案。

〔辦法〕如全身細胞改變成像心肌或腦神經細胞，可長久活存，旣不衰亡，自不必增生，可免變異。此事體大，應組織專案小組周密研究。

〔注意〕今天可做的是：依據適度原則及波動原則協助細胞新陳代謝，維持良好血質、血流，避免瘀痿疢瘍，以減變異機會。

（七）如何改進腦中層組織，以暢通情緒減少心理困擾、精神病變案。

〔辦法〕將腦下腺移往腦上層，劃歸智能司理，則所有困擾較易解決。但腦中層可能退化，是否有利，尚待研究。

〔注意〕今天可做的是：①營養紊亂可導致情緒紊亂，故應留意改進營養。②淨息不當影響情緒，應學習改善。③激動時如不流汗則應流淚，以排減緊張素。

（八）如何改進睡眠機制，以免失眠煩惱浪費時間案。

〔辦法〕將睡眠控制中心由腦下層移至上層，改由智能管理，則可將失眠、作夢、淺睡時間節省下來充作有用活動。細節待議。

〔注意〕今天的失眠多夢大都是智能、情緒找來的麻煩，提心吊膽、緊張煩惱、患得患失。目前之計，還是腦中上層少管閑事，全權由下層處理。

智能的新近發展——大腦前葉（推理、想像、意念、信念——「創造意欲」），值得注意。

請你就所思、所想、所知、所見列舉你的提案。

〔註〕：大自然主宰者與人類還沒有「語言」可以溝通，在發現互通語言之前，似可由聯合國健康組織（WHO）等先行召集預備會議，或分組會議，當必裨益人類健康。

第八章 生命陷阱——災•害——體、情、智良好，常可躲過

災難與禍害，天災與人禍，一向認爲屬於「命運」的範圍，既爲「天命」只好「聽天由命」。

可是在科技文明時代，首先是各樣的妖魔鬼怪消散失踪，我們希望進一步，這「命運」的絕對權威，慢慢地帶點人情味，至少有點商量餘地，或者「網開一面」。

通常書中都是指導急救別人的方法，我們認爲更重要的卻是：如何自己避免災害，以保全生命。

把災害比喻陷阱並不爲過，它常常沒有機會事後補救，所以只好設法躲避。

如果一個人天天爲災難提心吊膽、顧前慮後，周圍的人會笑他。

如果一個人永遠不曾顧慮，一旦出事別人準說他粗心大意。太不小心。

一個折衷的辦法是：對災難禍害做些瞭解，擺在下意識中，一旦緊急可立卽出來幫忙。從不顧慮災難的人，只是思考欠周而已，孔老夫子就諷刺過他。

〔一〕交通事故

青年人的最大生命威脅，從前是傳染病，以肺結核爲首，今天則爲「意外死亡」，以車禍爲首。很多人因此斷送唯一僅有的生命，不少人因此損傷價值無邊的健康。

車禍的最大關鍵是時間——半秒或更少。所以你必須體、情、智都正常，情況良好，才自己駕駛，否則寧可坐在後座，讓別人替代，絕不勉強，更不逞強。

如果你看到朋友煩躁惱怒、借酒澆愁，就不要搭他車，以免跟他同「命」相憐。

交通規則他討厭，機械常識都缺乏的人，不要跟他長途旅行，以免給自己惹事。

隨時可能中風或心臟發作的人，最好替他開車，爲你爲他大家都好。

總之，看準了這位司機體能、情緒、智能都正常，才上他的車。你自己做司機時當然也是一樣，就算你不怕頭破腿斷，也不該傷害別人。記住：傷了別人你有責任，至少你有道義責任。

假如在途中感覺情緒不穩或者疲勞不堪，就停車下來走一轉或睡一下，不會影響前途，如果賭氣或逞強或瞌睡開車，那眞是跟生命開玩笑。通宵趕路到了黎明時分最危險，很多卡車出事就是這種時間。

習慣在城區中開車的人，常常會忘記出遠門必須事先檢查證件、機件、油與水、輪胎及氣壓。

在公路上，天氣突變，要擡腳減速；前邊有煙有霧，要抬腳減速；天黑時分要換檔減速，夜間視距完全不同，當你看見一個黑影時，常來不及了。這些減速不論你習慣與否，確有必要，很多連環車禍就是這種情形下發生的。即使你剎車快，你後邊的司機不一定够快。

「安全距離」通常指你與前車距離，但是明智司機還會注意到後車與自己的距離；撞人固然差勁，被撞也表示你不够機警。

「超車」應先算好：要超的車與你同向前去，而前方車加速而來，並且你要換低一檔力量才够，然後你才能超車，不要以爲兩輛車都停下來等你超車。你要試試運氣？請先寫好遺書。

公路上的催眠作用要警惕，懶洋洋，眼皮重，就是黃燈，按摩後頸或停下來跑跑步，可助活血。

出去渡假眞是樂事，假如你是司機就有責任：大家同去，還要大家同回。

喝酒開車出事機會最大，喝了酒你當然還會開車，只是在緊急時動作稍微遲緩一點點，偏差一點點，這一點點常常是生與死的分界。因酒出事的太多了，過去很多，將來也不會太少，只盼望你——我的讀者不在其中。

路面不平、坑窪水濕，可導致失向翻車，有時不注意，臨時又來不及。因此保養差的路段，只好降低速度，以免高速下剎車閃躲，眞不舒服。

新買的舊車，別人的車，租用的車，要仔細問清楚、試清楚，再慢慢開出；如無保險，更要當心。

「危險抬腳」的下意識動作，比「危險剎車」的觀念還有用。平時開車凡有疑問立刻抬腳（而不是剎車），以準備下一步動作。

安全帶，不要討厭，①它提醒你注意安全，②萬一時它保護你的頭腦。

〔二〕青年的危機——自殺是青年人的次多死因（日本）

在自由、民主、富裕的日本，青年自殺比率並不低，可見其原因不會是政治和經濟的。幼兒時期體能、情緒、智能都在成長發育中，沒有衝突，沒有限制，所以多快樂。

到了少年時期，體、情兩方面都達初成階段，情與智就可能彼此衝突，也開始感覺周圍限制之苦。十幾歲的少年男女常常「得不到××，我寧願死！」「不讓我×××，我就不吃飯！」，很明顯，是情緒在要求支配地位，它不願受限制。這強烈又脆弱的情緒（情感），實應受到關懷照顧。但是，過來人的父母，卻很少能省思過去，多半對孩子的「癖氣」，不給予適當地理解。這是「少年的煩惱」，如果這個困擾牽涉到異性問題，就會更嚴重，因此而「輕生」不是很難理解的。

今天，自由、民主、富裕，法律保護少年人，而少年犯罪迅速增多，可怕的是吸毒傾向亦在增高。出路是少年人學會照顧自己的情緒，家庭與學校只能教育並輔導他們，教給他們照顧自己的情緒。父母與教師都不能代替他們，也別想改造他們。

如果你是少年人，就別想依靠父母或兄姐，而要訓練自己去獨當一面，去了解世界，摔倒了不能坐在地上哭，要起身向前走。只有這樣世界才顯得廣大，你才不會受限受制受委屈。

20幾歲的青年，「智能」的成長初成，它也要求支配地位，感覺家庭、學校、社會的諸多限制太不合理，甚至覺得活著沒味道。這時如果發現什麼具有高超的意義和價值，就會獻出一切，犧牲一切。

10幾歲少年的情感至上傾向，如稱爲「至情主義」，那麼 20 幾歲青年的智能支配一切的要求，則可稱爲「理想主義」。爲理想而奮鬥，或爲主義而犧牲，雖然有聲有色，然而奮鬥並無不可，犧牲則有欠明智。因爲慢慢你也會明白，這個世界，有美有醜，有明有暗；人類的社會更是智愚混在、窮富並存、高矮同居、好壞難分。人類還在進化中，也許已經走過了生物進化階段，但是還在社會進化階段中，他還沒有盡善盡美，至智至慧。如果你期望的是個善美的社會，大智的人羣，恐怕還要等上千萬年。今天你必須忍耐一下，看清一些，人類還很年輕，他也許缺點太多，但是他也充滿希望。請你也在希望中活下去，不必爲理想而倒下去。

正像社會及人羣充滿了缺點一樣，我們每個人的體能、情緒、智能之間，也經常在矛盾、衝突，如果期望它們完美調諧，恐怕也是千百代以後了。

所以要想改造社會，就試從改進個體起始，先把自己改變成理想的「人」，如果這工程並不簡單，那麼就不該急求理想的社會了。

爲了減少心中的苦悶，爲了減少生活的煩惱，可以試做幾件事:

①爲增進體能與情緒間的諧調，運動有幫助，第 1 類，第 2 類，喜歡時第 3 類運動，都可試試。尤其在山上或海中，你可能有些不同的感受。

②讓情緒與智能通話，靜下來試試看，如果辦不到，在睡前交代它們在夢中對話，明晨你會好過些。

③把煩惱交給智能處理。用紙筆列舉下你的困擾和痲煩。明天又有問題，同樣記下來，請智能負責去解決。既然寫下來交給智能去辦，你就可以放心做事或睡覺了。

④打開興趣之門: 爲什麼活了這麼久還沒發現自己的興趣在那裏? 這是你活得沒趣的眞正原因，只有找到自己的興趣所在，做你有興趣的

事，才會有充實感，才會有成就感，你的人生之路才開始。經過這興趣之門，前邊說不定有「潛能發展」的美景在等候你。

〔三〕 水火無情

——掉水時不喊「救命」，要留一口氣

——火，可怕；煙，更可怕

會游泳就不「怕」水，最少也該學會浮在水面，以便等候救援。假如不會漂浮， 那麼能救你命的只有「一口氣」。 如果喊救命用完這口氣，就危險了，因爲沉下後難以浮起，如果留著這口氣在肺中，沉下後會自動浮出。換口氣，下去又會浮上來，就有被救機會。

當有人救你時不可死命抓緊他，那太危險可能同歸於盡，你只要聽他指揮就好了。

不論你會水或不會水，任何人在水中最要緊的是避免體力消耗，保持體力才有生機。不可急慌，漂浮在水面就相當安全，等到發現可靠辦法你再行動。

一日本海軍，艦沉後在海中漂流了 19 天，被救起時他還保持著意識。他知道喝海水危險，讓皮膚過濾吸收水分，並儘量保持體力，這就是他保命要訣。

火燒皮膚達$\frac{1}{3}$就有生命危險，但在火災中多數致死原因不是燒傷而是煙毒。煙中含二氧化碳(CO_2) 令人窒息，而更可怕的是一氧化碳(CO)，吸進少許就會中毒，因爲它在血中奪氧，腦因缺氧而昏迷致死。因此火燒雖痛，但一氧化碳卻是殺人兇手。

〔註〕：皮膚火傷最有效的是蘆薈 (aloe)，止痛消炎且少留疤痕。

不僅火災的煙可怕，所有的煙都很可怕。汽車的排煙，就含有一氧化碳及其他有毒物質，尤其卡車柴油黑煙更危險。最簡易的自殺方法大概就是吸幾口那黑煙。下次開車不要靠它太近，即使要超車也不要緊靠它。

不要以爲只黑煙危險，白煙也不好，「無煙」煤火也一樣，因爲一氧化碳是無色無臭、看不見的，只要火未完全燃燒就會產生，煤球爐，炭火盆，煤爐子都相差無幾，要特別當心，睡覺時更應小心。

煤氣同樣要留意，接頭、通管及爐頭不良會漏氣，要常常檢查，厨房要通氣良好，外出時要檢查清楚。大城市尤其冬天煤氣中毒事件，司空見慣，已經不成新聞了。

煤氣燒水洗浴，尤其冬天裸身怕冷自然關緊門窗，實在太危險。因爲煤氣燃燒耗氧，燃燒時產生的二氧化碳窒息，一氧化碳毒人，還是換個別的設備吧。

〔四〕文明的副產品

工業文明的副產品——污染，從空氣、水到食品，威脅人類健康。

空氣污染已構成全球性問題，有科學家、政府人員及聯合國在研議辦法，我們個人只能設法適應或躲避，這的確是個大問題。

水污染，隨著工業發展也形成問題，只能盼望各級政府注意察查，或經立法對付並改善。世界各地均有悲慘事件發生，足可借鑑，各地區如發現可疑情況，當可組織地區人士，共同謀求對策。現代需要「羣策羣力」，雖然國人還不太習慣。

食品污染，影響健康，但你有全權選擇，故應自行負責。

日本一位大學教授寫書《生活的恐怖》提出警告：①許多清涼飲料甚至標明「天然果汁」的，都使用毒性色素。②加工的檸檬汁、柑橘汁、葡萄汁，也含毒性添加物。③合成洗滌劑毒性特強。④各種食品中的化學添加物，多有毒性。

有一本《危險食品》，以更多的具體事實，提出深切的警告。

我們每天吃的米、麥、蔬菜、水果上面，常有農藥——殺菌劑、殺蟲劑遺留。

給孩子常吃的餅乾、點心、糖菓、蛋糕裏面，也有防腐劑、保存劑、顏色料等。

加工精製的食品，如麵包、奶粉、麥片都不免各種防腐保存的措施。食品店不願賣三天就發霉的麵包，主婦不喜歡兩天就變質的食品，如果有一家食品工廠，完全「自然」，不久只好關門。

通常以為不含防腐藥劑的罐裝食品，也含「硝酸胺」，會促進衰老，又是致癌因子。

海產魚蝦蛤蠣常常是工業污水的複合產品，內容更加複雜。

日常用品例如清潔用的洗滌劑、洗髮精、洗衣粉，毒性極強。如果你不信，將它溶於水試試蟑螂螞蟻，比殺蟲藥還厲害。

現代生活就是這樣，到處都是「化學恐怖」，你看不見，嗅不出，日積月累就可能傷害身體組織。

我們認為：對於這個文明副產品，提心吊膽會影響生活情趣；謹慎小心似較適中；不聞不問，似欠考慮。

讓我們參考一位法國專家的看法，他說：

> 假如把化學製品全部取除，那麼食品可能產生的細菌、病毒、毒素等等，可能相當可觀。吃了這些東西之後，人類身體所受傷害可能更多，健康所受影響可能更大。
>
> 尤其這些化學製品不全是「有害的」，也有不少對人體是「有益的」，例如做為保存劑的「抗氧化劑」(anti-oxidante)，不但無害且甚有益，我們知道食品常發生過氧化脂質甚毒，而這抗氧化

剤卻能阻擋防止，並且吃入體內也會阻滅體內氧化過程，有些先進國家的疾病減少，可能就是它的功勞。

我們認爲這是相當客觀中肯的說法，但是這並非表示閉著眼睛認同化學劑的氾濫。

我們還是應該挑撿、選擇，迫著食品加工業做出更安全可靠的東西，也應該藉著立法，懲罰欺騙甚至害人的行爲。

不當食品傷損身體，營養紊亂也會導致情緒紊亂。如何在富裕豐盛的外表下面，找到營養均衡傷害較少的食物，就成爲現代人的課題。

活用知識和判斷能力，不要受到文明副產品的傷害。祝你好運!

〔五〕在山海之間

從前上山下海都是爲找吃的，今天上山下海常爲找樂趣。這類康樂活動永遠不會厭倦，並且有益身心。

日本正在實施「新國土計畫」，預定在五年之內改造全國的山和海，以便爲全國人提供更多更好的休閒康樂活動場所。

這是現代文明的光明面，它要讓人們活得更健康更快樂。你能發現在歷史上曾有類似事情？不但歷史上從來沒有，就是研究未來的專家們也都沒有想到，預言家也沒料到。

看起來還是不要悲觀吧！這個世界本來就有不少美好東西，而現在這個新文明簡直無法想像它能搞出多少新玩藝。

山海之間富有刺激的樂趣，也隱有偶發的危機。在山中你要防蛇防蟲，應備長褲長袖。天變或雨後，要防塌方落石，一個小石子滾落，就可能是信號，要敏捷應變。

如果沒帶指南針，迷途時慌張無用，坐下來休息，大家商議。太陽或可給你方向，一切辦法都不通時，順小水流而下比較有利，因爲在水邊走不至缺水休克，並且下游常有人居住。

在秘魯深山中的一次飛機失事後七天，山下居民發現了一個小女孩，依其敍述卽趕往救援，不幸只在各處發現了幾具屍體，被認定「渴死」。而那女孩就是順水流而下，得以活命，眞是幸運。她的幸運可做我們的經驗。

在日本高山上一次大風雪後，山上的一批女登山隊員失踪了。經過幾天搜查終於在一岩穴中尋獲，全都安全，無一死傷，令人驚奇。假如她們在風雪中盲目奔走，必定死傷慘重，隊長的冷靜、機智保全了隊員們的體力——生命。

「仁者樂山，智者樂水。」在海邊渡假確爲人生一樂，空氣清新，晨曦夕陽，玩波逐浪，讓人留戀。

但要記住一點：每年在海邊總有人遭遇麻煩。海邊要防突然的暗流和巨浪，尤其面臨大洋的海邊，更要留意。它常常毫無預兆突如其來，巨浪尙可逃避，暗潮更難對付。會游者可浮起水面，保全體力，視情況做決定；不會游泳者不該進深處。夜間釣魚者應愼防巨浪，這是海釣老手也會失踪的原因。

水溫與氣溫差別很大，忽然入水接觸低溫，身體被迫迅速適應，緊縮肌肉、關閉汗腺毛孔、急升血壓，以保持體溫。這個太快的變化令心臟負荷過重，腦血管易傷損。一位釣魚者失去平衡落水，釣友立卽救出，但已死去。這不是溺死而是猝死。

所以第一次入水前必須「暖身」，跑跑步做做操，然後在水邊走，再逐漸入水。任何年齡小孩大人老人都應該如此，表演跳水可以慢慢來。

本來呼吸都是經過鼻腔，但在水中絕對不同，「吸氣」只可用嘴，才能扣住水，讓空氣進入肺中；而「出氣」用鼻，以便把水同時排出。

「怕水」的起因常常是不自覺的用鼻吸氣，以致水也一併吸入，以致「嗆水」難受萬分。

到山海遊玩應該具備：紅藥水、膠帶、防曬油、防蚊油、胃腸藥（正露丸等）、雲南白藥等，以及墨鏡和草帽，炎陽傷膚傷眼，正晌過午宜避免。

〔六〕自找的災害——惹火上身

1）各樣興奮劑及痲醉劑，或稱「毒品」，最近研究證實，對腦神經可致傷損甚至破壞，如果與酒一起用，常會致命。

「鴉片」原來是洋鬼子要賺黑錢而送到中國的。現在中國人好像過了這一關，而洋人卻要陷入迷魂陣了。

2）香煙，除了肺以外，其他組織亦可致傷害。自卑感、孤獨感及煩憂，與這嗜好似有關連，故可試著從情緒正常化著手。

3）性病及愛滋（AIDS），由不潔的性行爲導致的這些痲煩，眞是「惹火上身」。體、情、智的衝突矛盾，在這裏最尖銳，在你是那一個掌舵？

第九章 健康之路

〔一〕時代的挑戰

只有在文明之中，「人」才是一個「文明人」，離開了文明，就失掉了文明人的品質。

在那農業文明時代，我們先人確實表現了輝煌的成就。一方面是豐盛的食衣與文化，一方面是強大的社會組織與防衛體系，國家和專制封建的統治系統。

這個悠久的文明令國人陶然了不少世代，所以當新的工業文明興起來臨之後，始終心不甘、情不願，新的生產方式固然難於紮根，與之配合的民主自由生活方式，也不易推行。

現代，從工業文明走向科技文明，充滿挑戰，令人興奮。首先讓我們勝過身邊的挑戰，然後可與時代並進：

1. 向無智挑戰

神明、天子、領袖、權威已經過去了，我們不需祈求寬恕以活命，也不是命運決定幸福與痛苦，而是知識，判斷與行爲決定我們的前途。你對新知識好奇？感覺有趣？你的思考方式僅有二分對立法？如果向前邁一步，應用關連思考易於容納新知識。

2. 向惡習挑戰

希求「吃得飽，穿得暖」的時代已經過去了，我們不必再因饑寒屈膝。

現在要勸解自己不要吃得飽飽的，把許多營養熱量貯存體中辛苦又害自己。

你也不必天天算計吃虧佔便宜，因爲這個新文明中機會太多了，不必在朋友身上打主意，賺錢獲利的路子太多了。

3. 向毛病挑戰

你有「老毛病」？例如肚子常不舒服？或者甚麼「小毛病」？例如孩子扁平腳？趕緊去掉它，不要帶著毛病辛苦受罪，說不定有一天它會給你大麻煩。

從前很多的毛病都無可奈何，也不太了解，今天知道「毛病」大都不是好東西，而且如肯花工夫，幾乎都可以解決。有的人平常漠視小毛病，等到出了問題又嚇的要死，何苦!

贏得這些挑戰後，你在智、情、體各方面均以新姿態出現，以便輕鬆愉快地活在時代中。

〔二〕現代的生活——這是「方向」，朝它走就好，做多少無所謂

1. 欣賞世界與自然——否則，就枉來這個星球一場。

你曾爲夕陽感嘆？爲晨曦歡呼？

你曾在山巔遐思？在溪谷遙想？

你見過洶湧浪濤？聽過漣漪細語？

你曾仰觀萬丈瀑布？俯視澈澄深澗？

這個世界上可眞不少驚奇，無際峽谷，海底世界，黃石歇泉，古蹟城堡，……有機會親臨其境固然有趣，否則在電視中、錄影中、圖書雜誌

報章中照樣可以想像欣賞。

假如你時間充裕，你可願意與奇花異草交談？或在樹蔭林間小休？

2. 參與時代與社會——否則，就變向心智僵化

學習新知，認識科技，跟著時代走。

不要浪費時間撿拾古玩，卻須注意社會趨勢。

現代，你可以活在不受壓制的，個人人格受尊重的氣氛中；可以活在開放的，有效率的，個人創意受鼓勵的環境中；你可以發展潛能，利用機會；當然你可以致富，也可以淪落。

3. 諧調人生，珍重人生——否則，就辜負這唯一僅有的一生

1）諧調自己　以吃為例：

我能吃多少？（胃容量——體）
我愛吃多少？（喜好——情）
我該吃多少？（考量——智）

你能諧調它們？
練習折中、妥協、調和。

2）諧調周圍　你家庭、學校、公司有麻煩？

誤會、憎恨、報復都徒增煩惱，沒人得益處；設法找出癥結，打開關節。

3）當你學會照顧自己，就是珍重自己　如你學會照顧別人，就是珍重別人。也許這就是民主自由的可愛境界。

假如你認為上列三個「方向」太高調，這裏提供三個低調的具體路標：

①每天做點有興趣的事，小小的。

②激動時不妨流淚以減緊張素，否則就以運動流汗消耗它。

③生活中不忘適度與波動原則，處處試用它。

〔三〕三個階段，一個故事

1. 三個階段

1）一個人天天忙碌吃什麼穿什麼，那是農業文明的重點。

惦掛佔了多少便宜，吃了多少虧，那是多年遺留下來的傳統。

2）一個人天天坐著汽車想著賺錢，那是工業文明的象徵。

寶貴自己的尊嚴，顧及別人的人格，那是新時代的風尚。

3）一個人天天跟電腦電傳打交道，那是科技文明的標示。

揣摸著小宇宙(DNA、Virus,……)，想像著大宇宙（大氣層、太空、太陽系，……），關心人類命運，那是卽將來臨的階段。

2. 雪舟的故事

日本古時一個寺院中，有個小和尚不守誦經清規，被罰縛在倉窖省思。

當老和尚前來教訓時，驚見小和尚腳下趴著一隻老鼠，再仔細瞧這才發現原來是畫的。老和尚頓時慧悟，卽刻放他並准許隨意作畫。——他就是後來歷史留名的大畫家「雪舟」。

在這故事中雪舟的成就固然可貴，而老和尚的卽時慧悟，同樣可貴。這個慧悟對於一個天才的誕生具有決定性影響。

下次當你被人責斥的時候，請想起這個故事，說不定會發現自己興趣所在。或者你在處罰別人犯過之際，也想起這個故事，說不定也來個慧悟，促成一個天才誕生?

假如雪舟活在現代美國，大概不必受罰也會顯出才華。多少人在美研究獲得成就，並不僅僅是「設備」問題，「自由」、「民主」並非只是政治經濟制度，同時也是一種生活方式:

1）容許「錯誤」（與傳統或經驗不同的，常被視爲錯誤）。

2）容許「驕傲」（自尊自重自主常被視爲驕傲）。

3）容許「異見」（不同意見常被視爲「反對意見」，其實常常是 good idea）。

在容許異見、異行的環境中，才可能有新的東西發展出來。任何改進大概都是來自不同的看法、想法、做法。

〔四〕合理的生活

記得羅素曾指出：理想的生活是由理性引導並由愛推動的。多年來一直覺得這是個理想而已。其實，理性屬於智能，源於腦上層；而愛屬於情緒，來自腦中層，我們每天的行爲都是源於它們，只是程度上各人有所高低而已。

也許可以樸素地敍述爲：合理的生活，是智能作主、興趣推動的生活。

1. 智能作主

智能在工作時，不受情緒的控制，就是「理性」。

在生活中把握住原則，而不受喜、惡，愛、恨等情感的影響，就是理性的作爲。

例如：適度原則：——有的人要把皮膚曬黑，以便向人顯示到海邊渡過假；有的人一點陽光不敢見，怕得皮膚癌；有的人一滴油不敢吃，怕心臟血管堵塞；有的人天天大魚大肉，覺得這才是人生享受，顯然都違背適度原則，也都是情緒因素在作主。

衣服，保持「爽快」是適度，因爲熱量要經常由內向外流，所以「暖」就過了。室溫調節也是一個道理，夜間蓋被也是同理。

飲食，保持「甘美」、「香」是適度，這樣可以維持消化吸收能力，讓腸胃有可能休息，因此「飽」就過了。飲水喝茶，也是同理。

適度，是由智能判斷選擇，它可能錯誤，但會改正，它與「節制」

不同，與「定時定量」的古老原則也不一樣。

2. 興趣推動

愛主要是對人，興趣是對一切事物，不論人、事、物，只要你喜歡愛好，就讓這情緒的明面推動你的生活、活動，可長可久永不疲倦。

相反的，不喜歡的事不去做，不愛好的東西不理它，沒興趣的工作可以換。從前爲了飯碗問題常不得已，今天機會多了、路子寬了，儘可另換。同時在憂鬱煩躁中勉強工作，不可能有好成績，不會有前途，徒然浪費時間。假如你擔心換一個工作結果還是一樣，那就徹底追究一下你的興趣究竟在哪裏？如果你對高爾夫球有興趣可是沒錢玩，就去當高爾夫場拾球員吧，起碼你接近它了。這樣的成功故事還不止一個呢。

腦專家日本宮本忠雄教授的研究證示：增加心智生機能力者，最重要的就是「興趣」。

3. 不合理的生活

知識偏差可以導致智能僵化硬化。多年前一位留美博士堅持衛生，只吃完全殺菌的精製食品。結果，由營養的紊亂導致情緒的紊亂。

事實上，美國許多莫明其妙的犯罪事件，大部分就是這樣起因的。

在美國國會營養特委會上，一位女檢察官，提出了許多證據，指出營養與情緒的關連，並且實際藉改善飲食（自然食物）而改善了犯罪者的心智狀況。

最糟糕的不合理的生活，大概就是：體能作主，情緒爲僕，智能爲奴的情況。從身體毛病到精神問題，都常與不合理的生活方式有關連。

〔五〕從前——現在：知識的進步

從前以爲「積勞」是所有疾病的主因，所以生病了要休養，躺床靜養。上年紀的人要「坐享清福」。

現在知道：傳染病類是因病菌、病毒引發，用抗生素等藥劑對付；各種成人病（心腦血管病、糖尿病、瘤癌等）都是「生活因子」不適當爲主要病因，因此必須注意飲食、運動、情緒、淨息等。多坐正是致病因子之一。

從前以爲發燒就是生病，燒退熱消就是病好了，所以要求退燒藥。

現在知道：體溫升高是體內抗力對付病毒的徵象，應該注意，卻不該去干擾，退燒藥就是干擾。只有在久燒或高燒時爲防併發症，應找病源而予醫療。

從前以爲「頭痛腦暈」是家常便飯，小小不嚴的痛癢值不得大驚小怪，了不起吃點止痛藥完事。

現在知道：痛是一種體能語言，最好能理解它，分辨它，是臨時性？還是累積性？如爲後者就該細究它的意義，找尋原因。

藥可止痛，不是除因。旣爲累積而來的毛病，就應該除去這累積因子。

從前以爲有病了只好破財消災，打針吃藥花錢治病。

現在知道：很多疾病不是破財消災那麼簡單。例如：血壓偏高，你吃藥可以降低，停了再升高，長久繼續吃藥又有副作用。

血糖偏高，也很麻煩，情況與血壓高類似，吃藥不好，不吃藥更不好。

血脂偏高，這是許多嚴重心腦疾病的根源，服藥對付總是暫時的，治標不治本。

所以必須從生活因子著手找尋起因，如能改善，就可免藥了。

關於藥劑的正負效能增加了解之後，大概對破財消災就不會那麼輕鬆草率了。

從前以爲所有食品都是有營養的，都是好的。如果一種東西含有毒性成分就不是食品了。

現在知道：任何食物每一種食品都有它不同的營養成分，同一種食品因產地不同、季節不同，其成分又不一樣。

大部分食品，除了有益的營養成分之外，也常含有無益的或有害的成分。如前者稱爲「效能」，後者則爲「負效能」。例如菠菜，營養豐富，效能多，但它含有蓚酸，對人體無益有害，卽爲負效能。

食物中極重要的糖質及脂質都是「營養」，但是糖分太濃傷損細胞蛋白質，動物脂質過多沈積血管壁，膽固醇過多害處不小。

過飽和脂肪益少害多，過氧化脂肪可以破壞血管細胞膜。

我們當作營養吃進的東西，當然「效能」成分多，但也常常含有「負效能」成分。

從前以爲「氧」是人體一刻不能缺的養料，所以稱爲「養氣」，所以愈多吸收愈好。

現在了解：氧的確是新陳代謝所必需，缺氧可造成難以恢復的傷害，尤其腦部極爲敏感；然而「氧」是極強烈活躍的化學原子，普通東西接觸它都會受到影響，例如堅硬的「鐵」接觸它就會產生氧化鐵（卽鐵銹）而變質，銅會變生氧化銅（卽綠色的銅銹）有劇毒；氧在人體中由紅血球血紅素搬運，相當安全，但如積存也會有害，氧氣罩用久可致傷損，氣喘病人的氧氣筒也要小心，早產嬰兒在氧氣罩中過久亦有危險。

所以「氧」必須適量，才有效能，過量或缺乏都有負效能。健康人不必也不可用氧氣筒。

其他例如：陽光是生命根源，但紫外線可傷害皮膚細胞，甚至惡變成癌，可知陽光中含有正負效能。

衣服保護人體免受寒冷炎熱傷害，但如穿著過多影響散熱，就會有害，尤其化學纖維衣料的負效能更多些。

如何掌握利用各樣的效能，怎樣減少避免各種負效能，顯然是智能的責任，也只有智能才有資格擔當這個重任。

〔六〕 正常與通常

英文及葡文的“normal”包含「正常」與「通常」兩個意義。在中文裏也是常常併用不分，凡是「通常」情況，也就是「正常」情況。

人的血壓通常隨著年齡增高，所以也被認爲是正常情況，「年齡＋90」爲正常血壓由此而來。

近年發現：那些百歲者的血壓不但不高，還比中年者平均低；進一步了解，不是他們血壓變低了，而是從未升高，所以健康少病。可見只有血壓不隨年齡升高才會長壽。

所以，血壓隨年齡增高是「通常」卻非「正常」。換言之，正常血壓不隨年齡升高。把正常與通常分別開來，確有必要。

普通人寫字拿筷用右手，這是通常情況。那麼用左手就是不正常？雖然少見，卻不是壞事。其實最好是左右手同樣用，這有益左右腦均衡發展，於是最不通常的反而是最正常的了。足證通常與正常並不一致。

「通常」是普通常見的，所以佔優勢。班級裏同學都高時，那個矮的就有自卑感；另個班級裏同學都矮小時，那個高的容易駝背，下意識地他想變矮點。其實那個矮的和這個高的，都沒有「不正常」，只是「不通常」而已，在心理上他佔了弱勢。

兒童的行爲理由常常是「大家都……」，顯然他認爲與大家一樣才是對的。如何訓練一個兒童分別出通常與正常，似乎並不容易，但卻極有意義，這對他的智能發展、人格成長有幫助。

分別出通常與正常還有一個好處: 讓你不再受「流行」的支配。大家都穿的款式或顏色，不一定適合於你，你可以穿著適合自己的樣式。因爲你知道: 通常的不一定就是正常的。

「喜歡吃的就應該吃」，是通常的說法，但不一定合理而正常。今天的知識可以給我們很多判斷資料，由情緒決定的不一定準確可靠。

敢於對通常情況懷疑，應用關連思考對正常情況研究，這才可能將二者分別開來。

〔七〕 健康的標準與檢查

人體構造的確週全、精細、奧妙。所以健康的判斷實在並不簡單，檢查也不容易。

現代醫學與科學技術正在研究以具體的資料和數字予以表示。

在日本前些年一個健康檢查要一週左右，後來縮短爲三天，現在最快爲三小時。

檢查項目大致如下:

1. 標準體重與肥胖

胖人注意其循環系統，諸如心臟、血壓、糖調節，卽使都無異常，也注意熱量攝取及運動量，以免體重續增。

瘦人或體重忽然減輕者，懷疑營養障礙、胃腸障礙、惡性腫瘍(癌)或糖尿等。卽使一向瘦，也要注意消化器弱、血壓低、抵抗力弱等。

最好設法接近標準體重。

2. 循環系統的檢查

主要問題是「成人病」，卽心、腦血管問題，高血壓導致腦中風(出血性及缺血性)，動脈硬化影響心臟。動物性食品（尤其脂肪高的）導致血管堵塞。

要做血壓量測、X光照像心臟檢查、靜態及動態心電圖檢查、血中膽固醇測定、尿檢查、眼底檢查等。用超聲波儀器檢查更較精確。

最後是「問診」，由專門醫師詢問家族疾病史及生活方式、習慣等；並將檢查結果加以綜合判定。

3. 呼吸系統的檢查

胸部X光照像、血沈、肺功能檢查，以便早期發現肺癌及肺結核的症象，以及肺腫瘍、慢性氣管支炎、氣喘、肺氣腫等。

最後問診：過去患病史、家族患病史、吸煙量、咳痰等，以便將檢查結果加以綜合判定。

4. 上消化道的檢查（食道、胃、十二指腸）

以內視鏡或X光照像檢查①粘膜疣瘤，②腫瘍，③消化性潰瘍（粘膜凹陷），④其他如變形、變位等。東方人胃癌較多，故特別加以注意。

5. 腎臟及泌尿系的檢查

血壓測定、尿檢查、血中尿素氮素檢查、梅毒反應等。

最後問診：家族高血壓及腎病史、小便次數及痛感、尿混濁、尿量變化、臉及手腳浮腫等自覺症狀，降壓劑、利尿劑或者可體松等腎上腺激素藥等；然後由專門醫師綜合判定有無腎硬化、尿毒、腎盂腎炎、慢性腎炎等。

高血壓持續後，腎臟細動脈硬化可引起腎硬化，惡性者可致尿毒。腎盂腎炎如在早期未予治癒，一旦轉爲慢性可就麻煩了。

6. 血液生物化學檢查

血液成分定量測定，藉以了解身體代謝情況及內臟功能。

1）總蛋白　全身營養狀況影響血清中總蛋白量。腎疾患及肝功能障礙時，蛋白質減低。

2）尿素氮素　血中尿素氮素升高，表示腎疾、尿毒。

3）尿酸　升高時預示痛風。白血病、懷孕亦增高。

4）血糖　血中葡萄糖的定量檢查，及尿中糖排出量是糖調節代謝的指標。

5）膽固醇　血中脂質的定量測定，過高時與動脈硬化有關連。其他，膽道閉塞、甲狀腺機能低下、糖調節障礙時升高，相反的，肝功能障礙、各種感染症（如結核等）、貧血、腦出血、精神病等情形時，常是降低。

膽固醇數值，依年齡、性別、飲食習慣、生活環境，當天情緒狀況等，均可有影響。

6）ＧＯＴ、ＧＰＴ　心臟障礙時ＧＯＴ升高。肝障礙時ＧＯＴ、ＧＰＴ均高，急性肝炎時極度增高。

7. 血液形態學檢查

以顯微鏡檢 查血球數及形態。 紅血球數量及血 色素量過少時爲貧血，原因可能爲營養不良、胃液缺氯，或者癌、白血病等；胃潰瘍及痔等慢性出血亦會貧血。

8. 血淸學檢查

卽抗原抗體反應檢查，例如梅毒血淸反應，風濕症的ＲＡ測驗。

9. 尿檢查

泌尿系及全身疾病，都可由尿中查出資料。有些物質如激素及維生素等，在尿中較比血中更易檢出。白血球及紅血球的出現情況，可資判斷腎疾患、膀胱炎、尿道炎或前列腺炎等。

10. 婦科檢查

乳癌、子宮癌及一般婦科檢診。

如此繁多複雜的檢查手續眞是令人膽怯，盼望將來能够簡化，以便讓健康者去做健康檢查，而不是疾病者去做疾病檢查。

〔八〕日常的自己檢查

在日常生活中，需要一個簡單方便的標準以便朝夕可用。下列方法似可試行：

1. 體能部分——「健康」沒有任何「自覺」

1）沒有任何異感——痛、痠、癢、麻

①不感覺身體或任何部位存在。走路不感覺有腿腳，消化不感覺有胃腸，視物不感覺有眼睛，聽不感覺有耳……

②如感覺到那一部位存在，即表示有問題，宜予究明改善。

2）沒有任何異狀——變形、變色、變質……

①洗臉時順便看看臉色、舌頭。

②大小便時順便看看便色。

③洗澡時，摸摸全身有無腫疣。

④任何異狀，不要放過，宜究明改善。

3）血質血流或防衛系統不太好，常會：

①頭昏腦暈、腰痠背痛、腿脹腳腫、

②疲勞倦怠、瘡癤疹疱、……

宜研究清血之道，改進生活方式，並就診。

2. 情、智部分——不自覺的行為，不能控制的行動，如怒火難抑，常示情智的紊亂。健康時應該：

1）沒有「彆扭」的感覺（很少恨惡、惱怒、緊張）

感覺周圍的人都滿好；對事情工作有信心。

2）沒有「乏味」的感覺（不會厭倦、消沈、無聊）

感覺周圍的人快活能幹；對事情工作起勁有趣。

把 1）與 2）合而爲一，亦無不可。

如果常常煩躁、疲累、沈悶、消極、擔心、駭怕，就假定來自情智困擾，設法改善，還來得及。等到嚴重到情智紊亂障礙（「心理變態」、「精神分裂」）就太晚。

如果你一向「埋頭苦幹」，現在可以試試「擡頭樂幹」，如果你不喜歡，就不要去「幹」。

在生活中常常遇到「不順耳的話」、「不順眼的人」、「不順心的事」那表示問題來自你腦部，而不是外界。

有些人尤其上年紀的，凡是不合老習慣的，就覺得「不對」、「不好」。實際上這就是情緒、智能的僵化硬化（或稱「頑固」）。爲防止這一點，可提醒自己：

①凡習慣的，只是過去常接觸的，不可把它轉換爲「好的」、「對的」。以便容易更改習慣。

②不習慣的，莫明其妙的，那是過去少接觸的，不可轉換爲「壞的」、「錯的」。於是容易接受新事物。

〔**附註**〕所謂「少年的煩惱」（15歲前後）

「青年的危機」（25歲左右）

「中年的徬徨」（45歲上下）

「老年的迷惘」（65歲開始）

多半是身體與情緒的轉捩過程，可能發生在任何人身上。你可能深深陷入，也可能輕輕走出，全看你處理的態度和方法。要訣是不要受它傷害。

〔九〕健與康

「健」是強壯、健全，「康」是平安、康泰。強壯的時候並不感覺身體存在；平安的時候也不感覺幸福可貴。

只有在生病時感覺難受，在遭難時感覺難過。也只有在病痛或苦難時才會深深感覺健康平安十分可貴。

有些人無病時放縱，無事時懈怠，生病有事了卻又怨天尤人，這是貧乏落後的人生。

有的人身強時內心枯寂，康泰時生活無聊，豈不辜負大好時光？生命也太平凡。

不少人能在活動中得快樂，會在工作中獲幸福。換言之，在健康中獲得幸福快樂，這是可愛的智慧人生。

欲望的滿足，常可帶來快樂的感覺，不過，那是瞬間的快感，而不是持續的源泉。

另一面，苦難的解脫，亦可給你幸福的感受，但也不是長久的根由。

可是在健康的活動中體會的幸福快樂，才是經常的實在，值得珍貴、尋覓。

請看孩童們：靜止時少有歡樂，而在遊戲跳動時才有歡笑。

不但是遊戲或活動如此，在合乎興趣的工作中，或者具有挑戰性的事業中，你的每一滴成就都會帶來欣悅。

在合理的生活中維護健康，在健康的活動中體會幸福快樂，這就是「健康之路」！

爲了獲得幸福，日本社會中普遍認爲「感念之心」、「感激之意」最爲重要。

眾人分工合作，大家才能活得好，既然須依靠別人就應有感念之心。

這個感念之心與猜妬之心比較之下，就容易明白，合作何以在彼國易在我國難。

這個感念心意，不僅給個人幸福感，也給社會以和諧感。

附：退休，退修！

這幾年退休的人，多半是經過戰爭以及災難，又是來自農業社會轉入工業文明，一生之中變動之大在歷史上還是第一遭。

對於戰爭災難誰也沒有辦法，對於文明轉變更非個人可以左右，在這大轉變大災禍中未被淘汰淹沒而能活過來，說眞的可够幸運!

再過幾年就是 21 世紀，準是更新奇多姿快速的世界，更值得欣賞!

從前，老人受尊敬，今天，年輕人受重視。

前幾年還有人感傷世風日下、人心不古，這幾年好像大家都看明白了: 世界的確在進步。

今天我們得到的享受，從前的天子皇帝也不要想。說眞的你對這新文明貢獻不多卻照樣有份，看樣子不必抱怨、嘆哎，還是謙虛點把權威架子放下來，輕鬆地活在現代中，跟著文明，向前展望。

退休者最大本錢是「時間」——自由支配的時間。這是年輕人所缺乏，中年人所羨慕的。你可擁有10年、20年、30年甚至更多的歲月，你把這黃金難買的時間用於衰退枯朽? 抑用於活動修鍊? 全是你的自由!

一個建議: 把「退休」升級爲「退修」! 可分爲三方面:

1）修身（修治體能） 把多年來所有的毛病，統統加以檢修、調治。

2）修情（修濬情緒） 把累積久深的困擾傷損，加以養息，疏濬，試度另一個人生。

3）修智（修鍊智能） 學習新的知識語言，驗證所思所想，欣賞奇異景色，補償多年夙願，鍊達智慧濳能。

談到發展濳能，也許難以相信，但是確有可能。美國有一位修女退休後發現自己對跑步有興趣，於是開始練跑。幾年後她竟獲得全美老人長跑冠軍。這是眞的發展了濳能——濳伏了幾十年始被發現。

如果把退休視爲退修，你就不再有時間無聊苦悶，因爲有許多事情在等著你做:

過去的錯失偏誤現在可以補正改善，從前的乏味低趣，現在可以從心所欲做點喜歡有趣的事。至少這是「再出發」，不必爲賺錢而勞苦，卻可爲興趣而活躍。

現在，不必受人支配，可以主動的我行我素，自己設計，自行控制。如有興趣當然還可以爲公益事業出力、捐錢、獻智。

〔一〕修治體能——檢修調理身體組織的多年毛病

傳染性疾病，來的突然，危險性大，的確可怕，現在已有抗生素及疫苗等藥物對抗；但是日積月累的生活致因的毛病，諸如血壓血脂血糖偏高、肌骨老化，以及由此衍生的「成人病」就不能用藥物解決，必須在生活方式中找尋累積的因子。

等到體內防衛抗力衰弱以後，就會發病，要吃苦受罪，常常藥物也無能爲力，那就太晚。

所以設法認識這些累積因素，減少致病因子，才是保健正途。

從前認爲一切老化現象，都是「自然現象」、「年齡關係」因而毫無辦法，只有聽天由命。現在瞭解，這種想法應該修正。

讓我們檢查一下，生活與致病因子的關連，就可以明白不少事情。

1. 首先，光，氧、水

老人血中維生素D含量，普遍低的厲害，這表示長年缺少接觸陽光。因此維生素A及鈣的吸收運用跟著減低，影響全身組織，尤其骨骼及細胞膜的韌度低落。這就是「衰老」現象的重要根源之一。

改善之法是趕緊大曬太陽？一天曬下來就會皮膚紅腫，三天下來就會永留黑斑，這黑斑久後可能惡化變癌，皮膚愈白機會愈大。那麼趕緊吃維生素D丸？它也有副作用，吃多了中毒，吃少了不一定有用。合理方法還是常見太陽，不是正晌過午的炎陽輻射，而是溫和可親的早晚陽光。按著個人情況自己安排，出去走走跑跑，做做操練練功，都是一舉兩得的辦法。

即使你住的地方空氣新鮮沒有污染，也不保證不會缺氧。如果吸煙，或周圍有人吸煙，就可能慢性缺氧。如果關閉門窗睡覺或蒙頭而睡，也會影響。久坐少動的生活和工作，年深後亦然。如果肺部曾受結核、氣喘或其他傷損，也有這個問題。

現在既然退休就可以改善這些情況，藉著適度運動，改正習慣，減少負效能因子。

改正了慢性缺氧，很多毛病諸如頭痛腦暈、新陳代謝障礙、疲勞倦怠等可能轉好。

如果常便秘，或難得出汗，感覺「火氣大」，多半與水有關。試試晨起後立即慢飲 1～2 杯水。如果吃飯時口渴就在飯前 10 分鐘先喝杯水，而不要吃飯時固體液體一起吃，影響消化。

如果所飲的水含有維生素C，例如菜汁或果汁那最理想。含C的水對於運送營養、新陳代謝、清除廢污，都有極好作用。含C的水是最好的水，不僅對感冒好，對於許多慢性毛病都有幫助。

2. 再看飲食與營養

喜歡魚和肉？討厭青菜蘿蔔？假如到現在還沒有「成人病」跡象，那眞幸運。無論如何已經到了時候了：應把植物性食品擺在第一位，尤其新鮮的綠黃蔬菜水果及全粒的米、麥。精白的糖鹽愈少愈好。

現在已經知道： 過去的營養知識多有偏失， 計算熱量不如尋求均衡，動物性食品不如植物性更適合人體，粗糧要比細糧好，尤其動物蛋白及脂肪，遠不如植物性的。

事實上，動物脂肪中「過飽和脂肪」含量過多，不如大豆花生等植物油。膽固醇更需小心。

過氧化脂肪，例如陳舊的油脂，炸過的油，哈喇味道，多半含有過氧化的脂肪，它對血管的傷害不容忽視。

「吃飽」的習慣，導致常期過食，是血糖血脂偏高的主因，也是肥胖、糖尿等諸多問題的來源。菜食者及少食者，較少出毛病。

節食法對胃腸毛病及血壓、血脂、血糖問題都有功效，有助解決許多痲煩。

高年者，牙齒減損、唾液減少、味覺減退，習慣影響，常常偏食少數嗜好食品，以致營養不够均衡，是個嚴重的負因子。

3. 運動

運動有三類，第一類波動的輕柔的運動，是新陳代謝所必需，是血液暢通所必要，要想活得舒適就必須經常有些運動。

主要致病因子——呼吸不暢、血流不暢、情緒不暢，都與運動不足直接關連。長年的運動不足導致的各組織障礙（肌肉、骨骼、血管以及內臟的衰萎），眞是一言難盡。

現在旣然獲得充分自由時間， 就仔細做個計畫進度表， 逐漸緩慢開始，可從步行開始。

輕柔的運動就對生理需要大有幫助，大可不必「想當年」而去逞強做第二類或第三類的強烈運動，以免招來痲煩。

中國柔功如簡化太極拳、新氣功等，都方便易做，功效明顯，尤其雨天或冬季可在室內做，值得推薦。

4. 淨與息

1）先看淨

排泄不良、腸中不清是痴呆症的原因之一（另一個是累積飽食），故不能輕心。其實這個排泄不良與大部分疾病都有關連，體內廢污不能及時排出，積存後自家中毒，後果可想而知。然而總有人寧願存留不計後果，寧願便秘受罪，就是不肯下定決心改掉這惡習。總想吃點藥輕易解決，變成愈來愈痲煩。眞正的解決辦法只有一個：改善生活方式：吃得對、動得多、情緒暢。

靜脈血液的作用是將細胞排出的廢污分別處理：氣體部分如二氧化碳等送由肺氣囊濾出隨呼氣排掉，如呼吸不暢影響濾排工作，留存廢污爲害身體；另液體廢污如尿素尿酸等送由腎臟濾出，隨尿排出。

隨著文明進步，人體腎臟負擔愈形加重，過食、飽食，尤其動物性食品產生更多廢污，然後多坐少動，以致兩個腎雖日夜工作還常來不及。它難得生病，但是一旦病了也難痊癒。解決之道，只有減少血中廢污。

2）再看息

高年人常有睡眠短少問題，這與白天多坐少動有所關連，如情緒不够暢順，情況可能更糟。所以白天少坐多動，走走路見見太陽，少去緊張，晚間可能睡得多些。

高年人多有瘀痿情況，睡一覺後，身體要求活動，你可以在床上做點運動（魚游等），或起身做點運動（柔功等），如感睏倦可以再睡，否則白天補個午覺，也是一樣。

有人主張沉睡 5 小時生理需要就够了，其餘都是淺睡、半睡，等於浪費時間。所以日本有人推行 5 小時睡眠運動，認爲這是最佳生存方式。

不過，老人睡眠減少是「通常」現象，卻不是「正常」現象，尤其白天經常睏倦、效率低差就表示有些問題。常常是情緒不暢（提心吊膽、憂愁煩惱）以及血流不暢（瘀滯，少動）的累積後果。應該長期計畫設計改善。最壞的辦法就是依靠藥物。

〔二〕修濬情緒

古人講究修養性情，達到「靜如止水」境界。這個水的比喩很有趣，但是既靜且止，就有問題，因爲「止水易腐」，最好還是加以疏濬，使之暢順。

事實上，情緒激動是由腦中層發動，藉腦下腺分泌各種激素通令全身應付緊急，有關腺體尤其腎上腺立卽分泌各種激素導令肌肉血管緊張，血壓升高以加送氧、糖。這些激素都是液體——水。

這時如因激動而哭出「淚」來，就是一種疏泄，或者奔跑辛勞而流出「汗」來，也是一種疏泄。既不流淚又不流汗，就是堵塞。這些緊張激素對於戰鬪奔跑具有效能，但積存體內就會導致傷損——負效能。

中國人把「怒」與「火」連在一起叫「怒火」，也很有意思。怒火可令胃粘膜發炎，而發炎在英文原意卽爲燃燒。

所以情緒激動、生氣上火，不該「壓下去」，而宜轉移。既流不出淚來，又流不出汗來，儘「怒火中燒」，大概就是血壓增高、抗力減低的原因之一。

1. 找尋自己的喜好和興趣

很多人終其生都未發現他潛在的愛好。美國一位鄉下佬，退休後在家炸鷄吃，愈做愈有趣，心得愈多。他的新法炸鷄出了名，極受欣賞，終於在全國開起連鎖店，成了大老闆。想不到退休後反而發起財來了，發現興趣是發財第一步。

只要喜歡就去鑽研，唯有興趣才會讓你走得遠看得高，辛苦中有樂趣。成功與否賺錢與否倒是其次，首先活得有意思，可以欣賞自己的成就。

2. 憂思苦慮的習慣

習慣受思想、行爲影響，而性格來自習慣成自然。多年來掙扎奮鬪，凡事必須考慮周詳，如意的少，不如意的多，難得輕鬆愉快。你今日的成就也是建築在這個基礎上，那麼憂思苦慮已成習慣，如果不如此你會不安，擔心有禍將臨。

其實這是一種養成的習慣。它幫你度過了苦難，但在今天悠適的退休生活中卻只添煩，它會找出 100 個理由證明：提心吊膽是謹愼，擔憂駭怕是小心。

要想擺脫這個多年習慣並不容易。首先要了解清楚，這個習慣的來龍去脈，其次能明白今天的處境與當年的差別，然後試著想像出免掉憂煩後的美麗景象。如此經常思想、想像，慢慢地可能影響習慣。

3. 營養紊亂影響情緒紊亂

飲食營養提供造血材料，血液供應組織需要。腦部的健康有賴營養供應適當，換言之，飲食內容關連情緒情況。

多年生活中無論你經濟條件如何富足，如何注意營養，確難十分完善，傳統的營養學本身現在都被認爲必須大量改進，所以你也可以利用時間改進以往所有的問題，重新檢討飲食內容改正缺失，以補救情緒所受影響。

例如：多年來加工精製食品中的化學添加物，現在可以設法清一清，減一減。自小形成的飽食習慣，現在可以研究改一改。食品的各項比例：動物性與植物性的比例，蛋白質、脂肪、澱粉間的比例，早午晚餐的質量比例等等，現在利用充足的時間都可以研究研究。

4. 淨與息，與情緒關連亦極密切

腸道情況與排便是否暢順？腎功能與尿排泄是否順利？皮膚功能與排汗是否暢通？肺功能與呼吸是否順適？這每一項都關連情緒，任何不適不順都要設法排除。

退休者白天休息時間太多，活動、勞動、運動又太少，常常使夜間睡眠減至最少限度，強迫睡眠更感失眠之苦。一個作息時間表可能有助於時間的分配，增加運動、活動可以改善情況。

〔三〕修鍊智能

隨著年齡增高，腦力減低，一向認爲是自然現象。也有的專家認爲，腦神經細胞衰亡導致記憶力減退。但經核算那些衰亡細胞比起全部腦細胞總數實在微不足道，根本不成問題，腦細胞可以耐用百年以上。

東京都老人綜合研究所的研究報告：

東京65歲以上高齡者痴呆症百分比：1980年　4.6%

1988年　4.0%

原先他們以爲平均壽命延長、老人年齡提高，所以 1988 年的痴呆百分比，預計應升到 5.3% 左右，結果不但未升，反而下降，大出預料。並且痴呆程度亦較 8 年前減輕，重度者減少，輕度者居多。何以會如此？他們的推論是：日本全國中風患者逐漸減少，痴呆者亦併行減少，顯示老人健康狀況逐漸改善。

腦部健康實在是全身健康的一部分，保健知識提高，飲食等生活方式改善，導致老人健康狀況改善，因此腦部情況亦隨之改善。換言之，身體健康是腦部健康的基礎和條件。

值得注意的倒是腦神經細胞的廢用性退化，尤其腦上層智能部分。因而常常用腦，就是不可或缺的重要事項，正如同運動是肌肉細胞所需，運用頭腦也是腦細胞所需。

有二位日本專家研究發現：高年的痴呆患者在中年時多嗜好甜食、清涼飲料、大量鹽分、晚餐吃得多。而高年仍智能正常者，在中年時多常吃海菜、澱粉，經常運動，早睡早起。

上述情形似可了解為：早年嗜糖鹽，飽食少動者，晚年易出問題；相反的，早年注意飲食，多動，生活正常者，晚年少出問題。

記憶力減退常被年高者自己或周圍的人過份強調。年輕人對於毫無興趣的事也會轉眼忘記，年高者一般興趣減低，顯得記性壞。假如是憂慮的、憎恨的、駭怕的、喜愛的事，也會記得清清楚楚，換言之，有情緒參加就記得住。所以設法提高好奇和興趣，可能改善情況。

興趣，這是智能活動的最大推動力。可以試著把握興趣所在：

①多年來所思所想所見所聞，現在有時間可加以整理，分類，寫錄，欣賞。也是自己的記錄和里程碑。

②可試書法、繪畫、雕刻、音樂、烹飪、手工、或者新語文，……，現在有時間，是機會。不必「仿人」，儘可「顯己」，最好依你所好所喜，展露自己是發展潛能的捷徑。

③搞個新玩藝，橋牌、圍棋、象棋、痲將、添字、種花……，最好是觀光旅遊。

④讀書，撿你喜好的，小說、雜誌、歷史、地理……，最好是研究一個題目。

〔四〕三益活動——益體益情益智的觀光旅遊

這是新興活動，是現代自由人的享受，可以健身、益情、增廣見聞。

中國古代文人名士早已發現旅遊的樂趣，但是交通困難條件差，爲看一個山或水，要花上大量時間、金錢和跋涉，不是一般人辦得到的。

今天有飛機、火車、汽車以及各種旅遊服務，可以在幾天內旅遊若干城市和風景，在幾個月內週遊全世界。這是古人想都想不到的事情，連天子皇帝也不曾有這福份。

外國人旅客多半是老年退休者組團旅遊觀光，但是中國人卻相反，多半是年輕人到處遊覽，難得看到老年遊客。這表示中國青年人餘暇多餘錢多，而老年人忙碌又沒錢？事實也許正相反，只是年輕人好奇心大也肯花錢；老年人好奇心小又捨不得化錢遊玩而已。

在過去的農業文明中，土地房屋是最重要最靠得住的生存根基，是整個家族的生存保障，因此只可買進不可賣出。但是今天在工業或科技文明中，情況大爲不同，那個古老的「財產」失掉了原有的光彩，因爲生產方法及生活方式都改變了。所以在老一代的心目中，這些財產是基業，餓死也不能變賣；而在下一代的心目中，捨不得吃捨不得用死了又帶不走，不可理喻的守財奴!

這是所謂的「代溝」，其「對・錯」完全看你活在甚麼文明中。如果一個人活在新文明中就應該有新觀念，如果一個人尚活在老的文明中就不妨維持老的觀念，需要互相尊重理解。

悶在家中，寂寞無聊，孤獨煩躁，浪費生命，不如旅遊觀光，欣賞美景，接觸奇異世界，時間不够用，活得更有趣。於是見聞增廣、精神愉快、身體轉好，那時子女才會高興，自己也有較佳話題，不再囉嗦，就是變賣一點財產也划得來!

如果要旅遊，先從近處開始，所謂的一日遊、二日遊、三日遊。慢慢胃口開了，可以計畫一週遊、二週遊。再有興趣，就計畫赴國外的觀光遊，當然最好隨觀光團，可免購票、定位、語言以及簽證等許多麻煩。

國外觀光最好先有一些基本了解，以免去了以後茫然若失，歸來後還不知道去了哪些地方。旅行社通常都備有旅遊指南小册子，可以先行索閱。

有幾個單元可予優先考慮:

①中國（尤其華南、華中、華北）。

②美國（尤其美西，美東）。

③歐洲（尤其西歐各國）。

④日本（尤其風土、人情）。

至於東南亞、澳洲、中南美，也都有其特點，可依個人興趣斟酌。

旅遊四宜:

①各地風尚習俗不同，宜入鄉隨俗。尤其講話方式，中國古時大聲音示氣壯，外國現在大聲音示粗野，聲調表示教養，值得去體會。飲食亦同理。盼望「醜陋的中國佬」令譽早日改善。

②各地食品風味做法不同，宜小心品嚐。切忌亂吃，尤應注意衛生，以免感染生病。

③各地氣候水土不同，宜注意保持體力，過度疲勞易致感冒，不能逞強。

④各地風景名勝不同，宜加意維護，起碼不去損毀。切忌丢棄東西（紙屑、食屑、痰）。

旅遊資料，各地都很豐富，唯獨中國大陸尚感缺少，玆簡介於後:

1. 城市（六大古都及各地名城）

1）北京　元明清三代古都，名勝古蹟多不勝數：故宮博物院、頤和園、天壇、明十三陵、天安門、萬里長城……

2）西安　古稱長安，周至唐十一代，一千多年古都。那正是漢民族在黃河流域開創並發展光芒四射的農業文明的黃金時代。有古蹟、古刹、古陵，華清池、始皇陵、兵馬俑、二千碑林（含顏眞卿、柳公權）。

3）洛陽　東周至五代的古都。龍門石窟、白馬寺，春季牡丹花留人。

4）開封　古稱東京、汴京。千年以前，人口逾百萬，富麗甲天下，可能是當時世界上最繁華的大城。惜經黃河洗刼，面目全非，尚存宋代鐵塔、相國寺等古蹟。

5）南京　古稱金陵，從三國時代至今，曾多次爲都，風光綺麗，形勢險要，古蹟名勝多。鍾山景佳，中山陵宏偉，靈隱寺幽深，明孝陵巨大，玄武湖及莫愁湖引人。

6）杭州　吳越及南宋古都，湖山秀麗，風光嫵媚，西湖、靈隱寺、岳（飛）墳、白（居易）堤、蘇（東坡）堤及斷橋可留戀，「錢塘潮」（陰曆8月 18 日）可觀，莫干山、雁蕩山及富春江、新安江，山奇水秀。

7）上海、廣州、大連　均爲工商及旅遊中心。上海附近有蘇州（園林）、無錫（太湖煙波）、鎭江（金、焦、北固三山）、揚州（風土文物）、宜興（善卷、張公、靈谷三洞）。

廣州名勝：越秀山、白雲山、流花湖、黃花崗烈士墓、六榕寺、佛山祖廟、從化溫泉、淸遠飛來峽、肇慶七星岩等。

大連：東北農工產品出入港，市區整潔，交通方便，有良好海水浴場。

8）成都、重慶　西南歷史名城，對日抗戰的大後方。成都有杜甫草堂等古蹟，都江堰是2,000年前所建大水壩，青城山爲道教名山，峨嵋山距城160公里。

重慶有北溫泉、縉雲山。市區煙霧有似古倫敦。

9）昆明、桂林　大西南山峯奇絕，恰似國畫妙筆。昆明「石林」眞是絕景，名勝多。鄰近的大理風光秀麗。桂林「山水甲天下」不是虛名，在漓江乘遊艇至陽朔，一路山光水色，正是天然畫廊。

2. 名山

1）五岳

東岳泰山（山東泰安）：雄偉磅礡，險峯奇石，流泉蒼松，宏偉建築。

西岳華山（陝西華陰）：陡峻奇絕，險崖峭壁，山高2,100公尺，頂有不涸的仰天池。

中岳嵩山（河南登封）：無雄險但有古蹟：少林寺及塔林有1,500年歷史，嵩陽書院及中岳廟規模宏大，觀星臺是古天文臺。

北岳恒山（山西渾源）：建於崖壁上的懸空寺有1,400多年，玲瓏如畫。

南岳衡山（湖南衡山）：山林秀美，古蹟名勝多。南岳四絕：祝融峰之高、藏經殿之秀、方廣寺之深、水簾洞之奇。

2）佛教四大名山

五台山（山西五台）有五平頂峯，主祀文殊佛祖，有古寺達2,000年。

峨嵋山（四川峨嵋）巍峨奇秀，主祀普賢佛祖，1,500年前已著名全國，現存寺廟20多。雲海日出景奇。

九華山(安徽青陽)風光幽美，主祀地藏王，至今尙存佛寺50多座。

普陀山（浙江普陀）四面環海，稱「海天佛國」，主祀觀世音，大小寺廟甚多，還有潮音洞、梵音洞等風景。

3）其他名山

黃山（安徽太平）巍巖峻峰，萬態千姿，黃山四絕：奇松、怪石、雲海、溫泉。林木繁茂，雲蒸霧湧，變幻莫測，人稱勝過五岳。

廬山（江西九江）以雄、奇、險、秀著稱，雲海翻騰，流泉飛瀑，盛夏如春。名勝：花徑、仙人洞、白鹿洞書院等很多。

武夷山（福建崇安）九曲溪盤流山中，沿溪聳立 36 座奇峯，每一曲自成一景，「有聲欲靜三三水，無勢不奇六六峰」。

雁蕩山（浙江樂清）奇巖怪石、飛瀑飛泉著名，大龍湫瀑布高 190 公尺!

天柱山（安徽潛山）峻峭挺拔，林木蒼葱，泉溪泓洌，瀑瀉泠劉。

嶗山（山東青島）海濤與山光相映，陡巖怪石，雄險壯麗。道教名山，宮觀多。

鷄公山(河南信陽)山巒青翠，林木繁茂，氣候宜人。雲海、日出、飛瀑、流泉。有報曉峰、青龍潭。

武當山（湖北均縣）道教名山，峰險谷幽，洞深穴邃，山中宏偉宮觀隱現，山上銅鑄金殿輝煌。

青城山（四川灌縣）谷壑幽深，「青城天下幽」，道教名山，宮觀古蹟名勝多。

千山（遼寧鞍山），盤山（河北薊縣），莫干山（浙江德清），西樵山（廣東南海），羅浮山（廣東博羅）等都是各有千秋，引人勝景。

3. 水（江河湖瀑）

1）長江　起青藏經中原奔向太平洋。長江以南卽「江南」、「華南」。上游崇山峻嶺，下游平原沃野，中游有著名三峽，奇峰夾峙，狹窄曲折，水急景壯。沿岸尤多古蹟：白帝城、屈原故里、黃陵廟、張飛廟、赤壁等。正是一幅奇麗的自然風光畫卷。

2）黃河　起青海經寧夏、流急灘險；中下游是西北及華北平原，爲中國農業文明的發祥發展地，自古天下治亂、文化消長，都與這條巨龍的動靜關連，它的多變也許象徵中華民族的苦難艱辛？龍門景色：黃水澎湃洶湧，咆哮奔騰！

3）珠江　沿江水秀山青，風景媚人。附近有桂林、肇慶、黃果樹瀑布；支流清遠峽，兩岸曲折幽深，列峙七十二峻峰，並有飛來寺、藏霞洞、飛霞洞等古建築羣。谷深、流急、峰奇、寺古，奇妙迷人，可發展成系列風景區。

4）錢塘江　江口海潮壯觀，上游建有大水庫，山翠景麗，中游清澈可見魚游，沿江有方臘洞、靈棲洞、瑤琳洞等名勝。

5）大運河　由杭州至河北通縣全長1,800公里，與長城併爲古代偉大工程。現僅北段及南段尚通航，可遊覽太湖風光、無錫園林、宜興巖洞、瓜州古渡及揚州名勝。

6）湖泊　鄱陽湖（江西北部）：中國第一大湖，湖西廬山、湖東石鐘山、湖中鞋山爲景勝。

洞庭湖（湖南北部）：古岳陽樓在湖東岸，「洞庭天下水，岳陽天下樓」，均在歷史上高名卓著。湖中多古蹟名勝。

太湖（江蘇東南部）：湖周400公里，湖中有 48 島嶼，連同沿岸山峰，號稱七十二峯，古蹟甚多。四周河汊縱橫，村舍田疇星羅棋布，一派江南水鄉風光。

鏡泊湖（黑龍江省寧安縣）火山熔岩堰塞而成，羣山環抱，水平如鏡，點綴小島。附近有生長在火山口裏的「地下森林」，自然奇觀。

五大連池（黑龍江省德都縣）：亦火山熔岩堵塞而成，五個湖池首尾相連，周圍有 14 座火山，形態各異，以及奇特的火山地貌，有 130 公尺深的火山口。

天山天池（新疆阜安）：湖面海拔 2,000 公尺，四周森林茂密，綠草如茵，爲少見高山湖泊自然風景。

雲南的滇池、洱海、青海的青海湖，山東的微山湖、東平湖，江蘇的洪澤湖，安徽的巢湖，河北的白洋淀等，均爲景勝。

7）瀑布　黃果樹瀑布羣：在貴州省境內，自然盛景區。

雁蕩山瀑布，廬山瀑布，黃山瀑布，四川南坪的九寨溝，均有盛名。

4. 石（石窟、石洞、石林）

1）甘肅敦煌「莫高窟」（千佛洞）　佛教文化藝術寶庫，始造於秦，至唐達千窟，現尚存洞窟492個，彩塑2000多尊，壁畫計 45,000M²，至今彩色鮮艷，線條清晰。藏經洞中藏有晉至宋 600 多年間的經書、文書、帛畫等 6 萬件，極爲珍貴。

2）山西大同的「雲崗石窟」　石窟羣綿延 1 公里，石刻壯麗精美，現存 53 窟，大小佛像 5,100 多。

3）洛陽的「龍門石窟」　完成於唐，現存 2,100 多窟龕，造像 97,000多。

4）甘肅天水的「麥積山石窟」　鑿於高20～80公尺的峭壁上，洞窟約 200，因石質鬆脆，造像多爲泥塑，數以千計。

5）新疆克孜爾「千佛洞」　始於第三世紀持續至 11 世紀，現存洞窟有236個，精美壁畫計約 10,000M²。

6）其他　如甘肅永靖的炳靈寺石窟，河北邯鄲的響索石窟，山西天龍山石窟，河南鞏縣石窟寺石窟，雲南劍川石鐘山石窟，寧夏固原須彌山石窟，新疆吐魯番千佛洞及高昌千佛洞等。

7）昆明石林　怪石嶙峋，突兀崢嶸，千姿百態，矗立如林，重重疊疊，層出不窮。石林峰壁間溝谷深狹，翠蔓垂掛，竹木青綠，山花爛漫，且有碧澄的湖池及迷宮般地下巖洞。

8）廣東肇慶七星巖　亦爲石灰岩峰林型風景區，湖間聳立七座巖峰，如北斗七星狀，故名七星巖，突兀陡峻，泉瀑飛瀉，有深邃洞穴與湖水相通，可乘舟遊洞，別有情趣。

9）江蘇宜興巖洞　善卷洞、張公洞、靈谷洞稱宜興三洞，有「江南第一勝蹟」令譽。

10）其他　浙江桐廬的瑤琳洞，長約1公里，面積 27,000M^2，並有暗河、鐘乳石琳琅多姿。廣西南寧的伊嶺巖、浙江金華雙龍洞、北京上方山雲水洞。

5. 古代建築

1）萬里長城　東起勃海西達甘肅，隨山勢起伏蜿蜒；始於戰國擴建於秦，明代重修至今；它是從人造衛星上唯一能見的人造物體。

2）南京古城　是現代規模最大的古城，周長達 30 多公里，平均高度12公尺以上，底寬10～18公尺。

3）北宮古城　城牆已拆除，但保留了正陽門，前門箭樓等城樓，可藉以想像當年規模之雄偉。

4）歷代宮殿　現存有北京的故宮和瀋陽的故宮。北京故宮佔地700,000M^2 以上，殿堂宮室9,000多間。中線上有太和、中和、保和三大殿，巍峨威嚴。另在承德的避暑離宮，規模亦可觀。

5）歷代陵墓　西安的秦始皇陵，當年由 72 萬工役經36年修成，可見工程之大。現已發掘的兵馬俑坑，出土陶製人、馬、車、器一萬餘件，並續發現銅製車、馬、人。足示當年農業文明發展期盛況。

西安附近尚有西漢皇陵（11處），唐代皇陵（18處）。

河南鞏縣的宋陵，有 7 帝陵及不少文武大臣墓。

南京的明孝 陵及北京 昌平的明十三陵， 規模均可觀， 已開掘的定陵，儼然地下宮殿。

〔五〕 生活——生動，活動！

日本老人專科醫師齋藤茂太提議五項生活建議:

①經常向新的計畫挑戰——找自己喜歡的事，例如學習新語言，整理所知所見，搞個新玩藝。曾有一老人在家裏造了一個小飛機試飛成功。

②每天給生活添點變化——以避免心智退化僵化。如果不被老習慣束縛住，就還不算老。

③珍重與人接觸機會——以便把自己從「孤獨」中解放出來，例如聚會之類儘量出席。

④尋求內心感動——感動、感念之心，可減免枯躁單調的感覺。

⑤發現自己的興趣——最好早期培養新興趣，晚年亦無妨。

美國史丹福大學一個專家小組的研究建議是:

食物必須合適，運動必須多必做，體重必須保持，煙酒必須戒減，然後做到下列事項:

①保持社交活動——與世隔絕會引致消沉甚至傷損健康，多與親友來往。

②與年輕人交往——接觸世上變化，避免枯躁、呆滯。

③每天出門做點事——保持活動，使生活範圍超出「家」的小圈子。

④活用腦筋——以求年紀愈高智慧愈增。否則，不用頭腦，智力會逐漸下降。閱讀書報、填字下棋、留意新聞消息，培養新興趣。

⑤運用記憶——常常記起、整理、討論自己所讀所想所見所聞。與家人或友人討論自己的活動，如果不練習強記，記憶力會慢慢衰退。

⑥生活認眞——努力不倚賴別人，自己作主，照顧自己。

上列各項人人可做，記在心裏寫在紙上，經常提醒自己，日久成爲生活的一部分，有益情智，有助健康。

假如嫌太繁複，可以參考下面故事。巴西聖保羅市有一位華僑退休後，時間充餘，早起無事出去掃街，自己滿意鄰居高興，出點汗又是運動。他說這個活動是一舉五得:

①有益自己健康——有滿意感，內心舒適，少發癖氣；又是運動，可出點汗。逐漸感覺吃的更香，睡的更甜。

②鄰居高興——對你會更友善。說不定潛移默化，他們也會做點公益、公德事。

③環境整潔，社區氣氛更好。

④對孫輩是個榜樣，比責備訓誡更有效。

⑤久而久之，老外對老中的印象或可改善。

請問：何樂而不爲，這「五得活動」!?

很多工作如有興趣可以減少時數而繼續下去，例如：教書或研究工作，由專任可改爲兼任，經理、工程師等可改爲顧問；就可以自由、輕鬆。不要「死而後已」，阻擋青年上進，影響社會進步。

在家中搞一個工作間，具有挑戰性。可以搞木工、油漆；也可以搞電工，或者電器修理，汽車修理；雕刻雕塑陶磁也很好；爲了興趣固然好，收費賺錢也不錯。

總之，生活就是生動，活動!

書後

30年來有一個問題始終徘徊腦際：「怎樣維護健康？」這本《生活健康》（15萬字）就是我的回答。

因此本書參考範圍極爲廣泛，中日英葡文各方面的有關文字，都在涉獵之內。將這些資料整理在一個系統之內，並將個人看法想法及經驗揉入一起，就是兩年來我的全部工作。

爲簡化行文儘量避免引經據典方式，如欲詳究細節或解決疑問，請與本人連繫：

R. BR. IGUATEMI, 56　　TEL. (011)844-2944
Real Park, SÃO PAULO,
05684SP BRAZIL

細菌病毒導致的傳染性疾病，已有抗生素及疫苗等藥物對付；但由生活因素導致的許多問題，例如「成人病」，至今尚無良好對策。

旣由生活起因，那麼在生活方式中尋覓問題根源，在合理生活中找求改善途徑，應屬可行。今天不論美國或日本，可以說全世界都在朝這個方向努力。

生病的時候，就診治療；在平安的日子，由誰照顧健康？它價值無邊，需要細心照料。在幼稚時有父母；長大就要自己負責。

花鳥禽畜都需照管，否則就長不好，可是有人竟把自己的健康甚至生命，交給命運去管，任其自生自滅，自己毫不關心。這太不公平，也許以爲它是白白撿來的，就可以白白丟掉!

平常覺得「我不是很好! 」，沒有興趣思考健康，也不肯花費時間在這「不成問題的問題」上；一旦有事，又驚慌失措，怨天尤人。

其實許多疾病不是命運決定，而是致病因子日積月累的結果。所以，如有足夠了解，避免累積這些因子，就可以避免不少麻煩。

如果感覺這太傷腦筋，有一個辦法就是參加或者組織一個「××會」，志同道合談得來的朋友大家常常聚敘，交換知識和經驗；也可以舉行集體活動——健行、爬山、野餐、講演之類。

在美國及日本，這類組織到處都有，遍地皆是，常以藥店或自然食品店爲連絡處所，相當方便。

本書可以簡化爲

生命·生活

①前提條件——光、氧、水

②積極條件——營養、運動、情與智

③消極條件——淨與息

④有害條件——瘀瘻疢殤及災害

四 要 點

食香衣爽，

日行萬步，

情智暢活，

淨息適足。

新書推薦

◆近代中國人物漫譚續集　王覺源著

一般傳記多在告訴當代人以過去歷史，卻缺乏給未來人認識當代的意義。本書的撰寫，不做皮相之談或略存偏見，內容涵括宦海、儒林、江湖等，所提供的大都爲第一手資料，期能「以仁心說，以學心聽、以公心辨」。

◆開放社會的教育　葉學志著

在開放中的社會中，何種教育理念才能預防因科技、民主所帶來的社會失控的問題？作者鑽研我國及西方教育多年，曾對當前教育問題與政策發表過若干論文，此次彙集成卷，當有助於教育工作者體察教育之功效，發揮教育之良性影響。

◆杜魚庵學佛荒史　陳慧劍著

以學佛人的個人史料，紀錄臺灣四十年間佛教文化發展與人物推動佛教歷史的軌跡；其內容納編年、日記、書信……；並貫以作者身在顛沛流離的歲月中，經由佛法之薰陶，而改變其人格的過程。

◆關心茶——中國哲學的心　吳怡著

本書收錄的十六篇文章，可分爲三部份。第一部份爲五篇論述「關心」的文字，第二部份爲五篇散論，最後六篇則大多爲哲學理論的專題。這三部份的文字，可說都爲作者一心所貫。這一心，是關心，也是中國哲學的心。

◆放眼天下　陳新雄著

「立足臺港，胸懷大陸，放眼天下」。作者本著「國之興亡，匹夫有責」之志，暢論近兩年來天下時勢與政情。不但具有熱情與理想，更能從歷史眼光，針對現實作深刻的透視，諤諤直言，不啻爲滔滔濁世的一股清流。

◆走出傷痕——大陸新時期小說探論　張子樟著

本書收錄了從 1977～1988 年的大陸小說。此一時期的作家不再沈湎於往事的追憶，而開始著重文化與自我意識的開展。本書除依賴文學理論來解說作品外，並借助社會學、心理學和傳播學上的論點，以求達到多角度之省察。

新書推薦

◈唐宋詩詞選 巴壺天編
—詞選之部

作者一生精於詩與禪，所選諸詩詞，均甚精審，並將名家詩詞評列於作品之後，提供讀者在賞析時的參考。另收錄有：作者小傳、總評、注要、釋篇、記事、附錄等。有此書在手，已囊括坊間其他通行本而有餘。

◈唐宋詩詞選 巴壺天編
—詩選之部

作者一生精於詩與禪，所選諸詩詞，均甚精審，並將名家詩詞評列於作品之後，提供讀者在賞析時的參考。另收錄有：作者小傳、總評、注要、釋篇、記事、附錄等。有此書在手，已囊括坊間其他通行本而有餘。

◈從傳統到現代 傅偉勳主編
—佛教倫理與現代社會

本書收錄了第一屆中華國際佛學會議中所提出的十五篇論文，這十五篇論文環繞著會議主題「佛教倫理與現代社會」所各別提出的歷史考察、課題探討、理念詮釋、問題分析、未來展望等等，可謂百家齊鳴，各有千秋。

◈維摩詰經今譯 陳慧劍譯註

「維摩詰經」，全名是「維摩詰所說經」，又義譯爲「無垢稱經」。這部經的義理主要導航人物，是現「居士身」的維摩詰，思想則涵蓋中國自東晉以後發展的「三論、天臺、禪」三種中國式佛教宗派，其影響不可說不大。

◈我是依然苦鬬人 毛振翔著

乍看本書書名，或許以爲是一部個人自傳，實際上，這是將毛神父於近十餘年來頻頻飛赴美國，從事國民外交之事蹟及對政治、宗教之建言，彙整出版。篇篇皆爲珍貴史料，願讀者勿等閒視之。

◈儒學的常與變 蔡仁厚著

「時風有來去，聖道無古今。」儒家有二千五百年的傳統，是人類世界中緜衍最長久、影響最廣遠的一大學派

本書針對儒學之常理常道，及其因應時變以求中國現代化之種種問題，有透徹中肯之詳析。

*迦陵談詩二集……葉嘉瑩著
*品詩吟詩……邱燮友著
*談詩錄……方祖燊著
*情趣詩話……楊光治著
*歌鼓湘靈—楚詩詞藝術欣賞……李元洛著
*中國文學鑑賞舉隅……黃慶萱 許家鶯著
*中國文學縱橫論……黃維樑著
*浮士德研究……李辰冬譯
*蘇忍尼辛選集……劉安雲譯
*西洋兒童文學史……葉詠琍著
*文學原理……趙滋蕃著
*文學新論……李辰冬著
*分析文學……陳啓佑著
*文學欣賞的靈魂……劉述先著
*小說創作論……羅 盤著
*借鏡與類比……何冠驥著
*情愛與文學……周伯乃著
*鏡花水月……陳國球著
*文學因緣……鄭樹森著
*解構批評論集……廖炳惠著
*中西文學關係研究……王潤華著
*比較文學的墾拓在臺灣……古添洪 陳慧樺主編
*從比較神話到文學……古添洪 陳慧樺主編
*神話即文學……陳炳良等譯
*現代文學評論……亞 菁著
*現代散文新風貌……楊昌年著
*現代散文欣賞……鄭明娳著
*細讀現代小說……張素貞著

* 現代詩學……………………………………………蕭　蕭著
* 詩美學……………………………………………李元洛著
* 詩學析論…………………………………………張春榮著
* 橫看成嶺側成峯…………………………………文曉村著
* 大陸文藝新探……………………………………周玉山著
* 大陸文藝論衡……………………………………周玉山著
* 大陸當代文學掃描………………………………葉穉英著
* 兒童文學…………………………………………葉詠琍著
* 兒童成長與文學…………………………………葉詠琍著
* 累廬聲氣集………………………………………姜超嶽著
* 林下生涯…………………………………………姜超嶽著
* 實用文纂…………………………………………姜超嶽著
* 增訂江皋集………………………………………吳俊升著
* 孟武自選文集……………………………………薩孟武著
* 藍天白雲集………………………………………梁容若著
* 野草詞……………………………………………韋瀚章著
* 野草詞總集………………………………………韋瀚章著
* 李韶歌詞集………………………………………李　韶著
* 石頭的研究………………………………………戴　天著
* 留不住的航渡……………………………………葉維廉著
* 三十年詩…………………………………………葉維廉著
* 寫作是藝術………………………………………張秀亞著
* 讀書與生活………………………………………琦　君著
* 文開隨筆…………………………………………糜文開著
* 印度文學歷代名著選(上)(下)…………………糜文開編譯
* 城市筆記…………………………………………也　斯著
* 歐羅巴的蘆笛……………………………………葉維廉著
* 一個中國的海……………………………………葉維廉著

*尋索：藝術與人生……………………………………葉維廉著
*山外有山……………………………………………李英豪著
*知識之劍……………………………………………陳鼎環著
*還鄉夢的幻滅………………………………………賴景瑚著
*葫蘆・再見…………………………………………鄭明娳著
*大地之歌…………………………………………大地詩社編
*青春…………………………………………………葉蟬貞著
*牧場的情思…………………………………………張媛媛著
*萍踪憶語……………………………………………賴景瑚著
*現實的探索…………………………………………陳銘磻編
*一縷新綠……………………………………………柴　扉著
*金排附………………………………………………鍾延豪著
*放鷹…………………………………………………吳錦發著
*黃巢殺人八百萬……………………………………宋澤萊著
*泥土的香味…………………………………………彭瑞金著
*燈下燈………………………………………………蕭　蕭著
*陽關千唱……………………………………………陳　煌著
*種籽…………………………………………………向　陽著
*無緣廟………………………………………………陳艷秋著
*鄉事…………………………………………………林清玄著
*余忠雄的春天………………………………………鍾鐵民著
*吳煦斌小說集………………………………………吳煦斌著
*卡薩爾斯之琴………………………………………葉石濤著
*青囊夜燈……………………………………………許振江著
*我永遠年輕…………………………………………唐文標著
*思想起………………………………………………陌上塵著
*心酸記………………………………………………李　喬著
*孤獨園………………………………………………林蒼鬱著

*離訣……………………………………………………林蒼鬱著
*托塔少年………………………………………………林文欽編
*北美情逅………………………………………………卜貴美著
*日本歷史之旅…………………………………………李希聖著
*孤寂中的廻響…………………………………………洛　夫著
*火天使…………………………………………………趙衛民著
*無塵的鏡子……………………………………………張　默著
*往日旋律………………………………………………幼　柏著
*鼓瑟集…………………………………………………幼　柏著
*耕心散文集……………………………………………耕　心著
*女兵自傳………………………………………………謝冰瑩著
*抗戰日記………………………………………………謝冰瑩著
*給青年朋友的信（上）（下）………………………謝冰瑩著
*冰瑩書柬………………………………………………謝冰瑩著
*我在日本………………………………………………謝冰瑩著
*大漢心聲………………………………………………張起鈞著
*人生小語㈠～㈢………………………………………何秀煌著
*記憶裏有一個小窗……………………………………何秀煌著
*回首叫雲飛起…………………………………………羊令野著
*康莊有待………………………………………………向　陽著
*湍流偶拾………………………………………………繆天華著
*文學之旅………………………………………………蕭傳文著
*文學邊緣………………………………………………周玉山著
*種子落地………………………………………………葉海煙著
*向未來交卷……………………………………………葉海煙著
*不拿耳朵當眼睛………………………………………王讚源著
*古厝懷思………………………………………………張文貫著
*材與不材之間…………………………………………王邦雄著